NOTES

ET RÉFLEXIONS MÉDICO-CHIRURGICALES

SUR LES

PHLEGMASIES DE LA MATRICE

NOTES

ET RÉFLEXIONS MÉDICO-CHIRURGICALES

SUR LES

PHLEGMASIES DE LA MATRICE

PAR

ALEXANDER BOGGS

DOCTEUR EN MÉDECINE DE LA FACULTÉ DE PARIS

Membre du collége Royal des Chirurgiens d'Angleterre,
Licencié en Accouchement du même collége,
Ex-chirurgien de l'armée anglaise dans l'Inde.

PARIS

LOUIS LECLERC, LIBRAIRE-ÉDITEUR

14, RUE DE L'ÉCOLE-DE-MÉDECINE, 14.

—

1866

PRÉFACE

Grâce à M. le professeur Monneret qui, dans une des leçons de l'année dernière à la Faculté de médecine, a recommandé ce sujet pour thèse, je voudrais profiter de l'idée qu'il a émise, et soumettre à votre considération les notes et les réflexions qui vont faire l'objet de cette dissertation.

A l'heure qu'il est, et malgré les nombreux et importants travaux qui ont été faits sur la pathologie utérine, cette partie de la science médicale est, en général, très-peu connue et encore mal étudiée, à cause des nombreuses difficultés qui se présentent dans l'examen nécessaire des organes génitaux de la femme. Une autre circonstance pourrait expliquer pourquoi cette branche de la médecine est si mal connue, c'est que la plupart des auteurs qui ont écrit sur ce sujet ont été un peu trop exclusifs dans leurs idées. Malheureusement aussi pour notre profession, et surtout pour les femmes qui souffrent, les opinions les plus diverses existent encore, parmi ceux qui sont regardés comme des autorités, sur les maladies de l'utérus. Ces auteurs ont trop souvent oublié que, quoique la matrice et ses annexes ne soient pas des organes essentiels à la vie de la femme, ils sont cependant tellement liés aux autres organes que, lorsque la matrice est malade, ses influences sympathiques sont telles, que notre attention est presque infailliblement attirée vers les autres parties secondairement affectées ; nous perdons alors de vue la lésion primitive et essentielle ; de là, erreur dans le diagnostic, et, par conséquent, incertitude dans les moyens thérapeutiques.

En France, cependant, cette branche de la pathologie est encore mieux étudiée, grâce aux nombreuses facilités accordées aux élèves pour suivre les cliniques des hôpitaux. A Paris, surtout, on voit

tous les jours les salles et les amphithéâtres remplis de disciples de
tout âge et de toute nation, présentant parfois un aspect pittoresque, tous désireux de s'instruire et de profiter du haut enseignement
si généreusement mis à leur disposition.

Je n'ai pas la prétention d'émettre des idées nouvelles dans cette
thèse ; je ne désire que présenter les résultats de mes observations,
recueillies dans l'Inde pendant une longue carrière médicale, et les
leçons reçues sous l'inspiration des maîtres français et anglais les
plus distingués. Si cela est jugé digne d'approbation, je me trou-
verai plus que récompensé, et ne serai qu'encouragé à poursuivre
mes recherches pour la cause de la science et de l'humanité ; but
suprême de toute ma vie.

S'il est dans la science médicale une branche démontrant l'impossibilité de séparer la médecine de la chirurgie, c'est celle qui nous
occupe. Il me semble qu'elles sont si intimement unies ici, qu'un
praticien, ne fût-il que spécialiste, ne peut rendre justice à son malade s'il n'a à la fois une certaine connaissance de la chirurgie et de
la médecine proprement dite. « Sans chirurgie, pas de médecine, »
a souvent dit un de nos savants professeurs, et nous pouvons ajouter
que, sans la médecine, la chirurgie serait incomplète.

Ceci ne s'applique pas seulement à la branche dont il est ici question, mais encore à la plupart des autres affections auxquelles est
assujetti notre organisme ; organisme si complexe dans sa nature
et si admirablement parfait jusque dans ses moindres détails. La
médecine est une et indivisible ; et, s'il est vrai que les maladies
utérines exigent souvent les moyens chirurgicaux pour leur curation, il n'en est pas moins évident que ces maladies, par leurs causes
et leurs influences nombreuses et sympathiques, rentrent dans le
domaine de la pathologie interne. Toutefois, médecin ou chirurgien,
chacun a un devoir à remplir, une mission, sans contredit, l'une des
plus sacrées qui puisse nous être confiées ; si ce devoir, si cette
mission sont remplis en toute conscience, nous n'avons rien à nous
reprocher, nos efforts mêmes ne fussent-ils pas couronnés de succès ;
et n'est-ce pas déjà le plus haut privilége départi à l'homme que de
soulager les souffrances de ceux qui l'entourent. Ce privilége ap-

partient au médecin, titre synonyme d'ami, de consolateur et de
bienfaiteur de l'humanité. Un de nos grands philosophes modernes
dit encore que souvent même le médecin se trouve appelé en qualité de confesseur auprès du malade; il est alors revêtu du double
caractère de prêtre et de médecin; sa présence seule assure un
adoucissement aux maux qui affligent l'humanité, et devient un
appui et un encouragement pour la femme sur son lit de douleur.

Combien de fois M. Tardieu, le savant et éminent professeur de la
Faculté de médecine, n'a-t-il pas insisté sur les devoirs du médecin
qui ne doit jamais se croire au-dessus de sa mission, mais se prêter
à tout, et dans certaines circonstances mêmes, se constituer le guide
et le conducteur de son malade. Enfin, comme l'a dit un de nos
grands maîtres : « Vivre pour les autres et non pour soi, telle est
l'essence de la profession médicale. »

NOTES

ET RÉFLEXIONS MÉDICO-CHIRURGICALES

SUR LES

PHLEGMASIES DE LA MATRICE

PRÉLIMINAIRES. — Jusqu'à ce jour on n'a vu dans les maladies utérines que des états morbides purement locaux, ayant leur cause et leur point de départ dans la lésion anatomique ou fonctionnelle de l'organe lui-même; mais c'est à tort; car, par le fait même de leurs relations intimes avec d'autres parties du corps, soit directement, soit indirectement, les maladies utérines ne peuvent et ne doivent pas être regardées comme des maladies à part. On peut dire comme considération que, dans ces dernières années, les médecins ont apporté un intérêt notable à l'importance de cette branche de la pathologie, et ils s'occupent plus que jamais des affections de cette catégorie.

DIVISIONS. — Suivant l'exemple de M. le professeur Bouillaud, qui a divisé les phlegmasies du cœur selon la partie de l'organe affecté, il me semble convenáble d'adopter pour les phlegmasies de la matrice les divisions suivantes :

1° *Périmétrite*, c'est-à-dire inflammation du feuillet séreux ou de la portion du péritoine qui recouvre l'utérus;

2° *Métrite*, inflammation de son tissu propre ou parenchyme ;

3° *Endométrite*, inflammation de la membrane muqueuse qui tapisse sa face interne et le col de l'organe.

Nous avons aussi d'autres exemples en faveur de cette distinction ; on décrit en effet la pneumonie, la pleurite et la bronchite séparément.

Les phlegmasies utérines se distinguent encore en *aiguë* et *chronique*, suivant la marche et le degré de violence des phénomènes qui les caractérisent. Elles se divisent aussi en *idiopathique, traumatique* et *puerpérale*, selon les circonstances ou causes qui dominent dans leur développement. Enfin, suivant leurs caractères anatomiques, elles sont divisées en phlegmasie *simple* et en phlegmasie *compliquée*. Ces phlegmasies utérines, comme toutes les autres phlegmasies du corps, peuvent être considérées aussi comme *protopathiques* ou primaires, et *deutéropathiques* ou secondaires. Les premières sont celles qui existent d'abord seules dans l'organe, n'ayant été précédées d'aucune autre affection ; les deutéropathiques consécutives appartiennent tantôt à une diathèse, à une affection générale, simple et non diathésique, tantôt à une maladie locale plus ou moins éloignée de l'appareil utérin.

Avant d'aborder l'histoire de chacune des divisions qui ont été établies, je me propose de faire quelques observations sur l'inflammation de l'utérus en général, puis je prendrai séparément la phlegmasie des divers tissus de l'organe comme elle se présente hors de l'état puerpéral, réservant quelques mots pour la métrite traumatique, et la métrite puerpérale qui méritent une description particulière.

GÉNÉRALITÉS. — La matrice peut être envahie par l'inflammation dans toute son étendue, comprenant tous les tissus à la fois, ou elle peut être affectée particulièrement, c'est-à-dire que la phlegmasie peut être limitée à un seul tissu. On ne doit pas cependant s'attendre à trouver ces distinctions et localisations aussi nettement démontrées en pratique, car, par la nature de la structure de l'utérus dont les tissus sont si intimement enchevêtrés les uns aux autres, il serait presque impossible que l'état pathologique d'un de ces tissus restât longtemps affecté isolément, sans propager son influence à tous les autres tissus de l'organe.

Il y a bien des auteurs, même les plus distingués, qui séparent les phlegmasies du col des phlegmasies du corps de l'utérus ; rarement le travail phlegmasique porte exclusivement sur l'une ou l'autre partie, et si pour certains motifs il serait commode de les distinguer ainsi, il faut toujours avoir présent à l'esprit que, quoique les différentes portions de l'appareil générateur de la femme présentent anatomiquement des caractères tous spéciaux, pathologiquement on doit les regarder, depuis la vulve jusqu'à l'ovaire, comme un seul système, de même qu'anatomiquement, ils forment, chez la plupart des animaux un seul organe. Du reste, nous n'avons qu'à rappeler l'anatomie topographique et physiologique des organes génitaux de la femme, et nous verrons que la solidarité qui existe entre les différentes portions de cet appareil est telle, que l'état morbide d'une de ces portions mettra en danger plus ou moins vite l'état physiologique ou sain de la portion située au-dessus ou au-dessous de celle qui est malade. C'est ce qui arrive pour la plupart des autres organes de l'économie, par exemple, le cœur, les poumons, etc., et souvent, le meilleur moyen de combattre l'inflammation du corps de l'utérus et des ovaires est d'appliquer les remèdes au col de cet organe.

Mais, tout en rejetant la théorie trop exclusive de l'isolement de la pathologie du corps de celle du col de l'utérus, je ne nie pas la possibilité de son existence dans la plupart des affections utérines ; mais, pour ce qui s'applique à la phlegmasie, cela me paraît difficile ; il est vrai que l'inflammation peut commencer au col et rester limitée au col, mais, dans ce cas, c'est le plus souvent le résultat de violence locale ou d'une lésion locale devenue chronique ; presque toujours alors elle restera chronique en résistant obstinément aux moyen employés pour sa guérison. Le même cas peut se présenter avec le corps de l'utérus et les ovaires ; mais, lorsqu'il s'agit de l'inflammation aiguë provenant d'une cause constitutionnelle, l'appareil entier est plus ou moins affecté ; et si malgré tous les moyens thérapeutiques l'inflammation ne peut être vaincue, l'influence pathogénique ayant été primitivement sentie par l'ovaire, peut traverser les trompes et le corps de

l'utérus sans laisser aucune lésion appréciable, et, comme il arrive
le plus souvent, elle se localise et tombe sur le col de l'organe. C'est
ce qui arrive avec beaucoup d'autres organes, la lésion locale do-
minant toute la scène pathologique.

Dans le relevé du D' Stewart, de l'armée anglaise dans l'Inde, et
publié par le D' Henry Bennet dans son excellent ouvrage sur l'inflammation de l'utérus (1), on trouve, sur 50 autopsies de femmes
indigènes mortes de diverses maladies dans l'Inde, 15 cas d'ulcération du col; mais ceci donne une proportion encore plus faible que
celle du D' West d'Angleterre, qui a trouvé, chez 268 femmes exa-
minées par lui, 125 cas d'ulcértion du col de l'utérus.

Dans un autre relevé du D' Bennet et publié dans l'ouvrage ci-
dessus cité, la proportion des cas d'ulcération inflammatoire du col
de l'utérus est énorme; sur 300 cas examinés par lui « at the Western
general dispensary London, » il a trouvé 243 affectés des maladies
inflammatoires du col ou de sa cavité, et dans 222 il a trouvé l'ulcération.

Après cet aperçu on sera forcé de conclure que la métrite non
puerpérale n'est pas une maladie si rare qu'on serait tenté de la
croire; mais cela dépend à quel point de vue on considère la maladie, car il est reconnu aujourd'hui que la métrite proprement dite,
c'est-à-dire l'inflammation du parenchyme utérin, est une affection
excessivement rare hors de l'état de grossesse ou du traumatisme,
tandis que la phlegmasie périphérique ou la métrite membraneuse est
comparativement aussi fréquente que la phlegmasie périphérique des
autres organes, quelle qu'en soit la cause, et on pourrait dire que la
plupart des cas regardés comme inflammatoires sont plutôt symptomatiques d'une maladie générale ou diathésique; c'est ce qui est observé tous les jours dans les autres systèmes constitués comme l'utérus
et tapissés d'une membrane muqueuse; dans ces cas, ces lésions sont
le résultat de la congestion, ou de cette état morbide connu sous le
nom de « métrite chronique », cette dernière appellation, comme

---

(1) *Inflammation of the uterus*, 4e édition; 1861.

nous le verrons plus tard, étant plutôt le synonyme d'hypertrophie, engorgement et induration que l'inflammation proprement dite.

Il est vrai que lorsque l'inflammation attaque le système utérin, l'utérus, par sa structure, est le plus souvent le siége de la lésion; mais cela ne prouve pas qu'elle n'a pas son point de départ dans l'ovaire, ou dans le col utérin. Chez les jeunes filles et les vierges d'un âge plus avancé, la forme de la métrite la plus commune est celle de la métrite membraneuse, dont l'origine est en général essentiellement congestionnelle, tandis que l'inflammation du tissu propre du col utérin se rattache plutôt aux femmes qui sont assujetties aux influences mécaniques ou traumatiques, celles qui ont pratiqué le coït et surtout les femmes qui ont eu des enfants, ou ont été traitées pour une autre affection de l'utérus par des moyens chirurgicaux.

Ceci explique l'importance attachée par certains auteurs à l'inflammation du col de l'utérus, et il ne milite pas contre les faits si bien démontrés dans les tableaux de l'habile observateur anglais contre lesquels il y a eu tant de discussions dans le monde médical anglais comme français. Néanmoins le traitement dirigé contre l'affection générale ne doit pas empêcher l'emploi des remèdes locaux, même les plus énergiques, qui quelquefois sont les seuls sur lesquels on puisse compter pour détruire ou modifier l'action morbide de la partie malade.

Nous voyons donc que, même jusqu'à nos jours, on s'est trop préoccupé de la localisation des maladies utérines, mais malheureusement dans l'état actuel de la science, et vivant comme nous vivons dans une période singulièrement distinguée par les diversités d'opinions sur les matières médicales, il serait assez difficile, sinon impossible d'expliquer sur quoi est fondée cette loi de prédilection si manifeste dans des cas particuliers. La science du jour démontre que, parlant d'une manière générale, toute maladie a été nécessairement précédée d'un trouble fonctionnel avant d'être une lésion ou une maladie structurale. Mais on ne sait pas pourquoi, lorsqu'un individu est exposé à une cause quelconque même indirecte que détermine une inflammation, c'est plutôt un organe qu'un autre qui s'enflamme.

Chez la femme, dans la grande majorité des cas, c'est la matrice ou ses annexes qui seront affectés. Cela est admirablement démontré dans l'ouvrage du Dr Henry Bennet, déjà cité, qui dit que chez la femme l'utérus est l'organe le plus faible par le fait même de ses conditions anatomiques, physiologiques et de congestion mensuelle ; l'état qui dans toutes les autres parties de l'économie précède l'inflammation, l'utérus sera plus disposé à en être affecté. Ici je ne parle que de l'utérus dans l'état de vacuité, et je reviendrai sur ce sujet en parlant des causes générales et locales de l'inflammation de cet organe.

Il n'y a pas longtemps qu'on enseignait encore que toute la pathologie avait sa source dans l'inflammation, et toutes les maladies utérines ont été comprises et traitées indifféremment sous cette désignation. Cela est, sans contredit, une grande erreur ; mais, dans le traitement d'une maladie quelconque, l'inflammation est presque constamment l'état pathologique qui trouve la première place dans l'esprit du médecin ; ceci s'applique surtout aux maladies utérines, et il est de haute importance dans la pratique de distinguer si la maladie qui se présente dépend d'un travail inflammatoire, nerveux ou autre. Il est vrai que le travail inflammatoire est souvent le point de départ d'une très-grand nombre d'affections utérines, mais que de fois n'a-t-on pas pris les altérations congestionnelles, hypertrophiques et autres pour des phénomènes inflammatoires. Mais si la phlegmasie est une maladie rare chez les jeunes filles et les femmes célibataires, il en est autrement chez les femmes mariées ou vivant conjugalement, et ceci peut être expliqué ainsi ; les femmes qui ont pratiqué le coït sont nécessairement plus exposées à tous les accidents de la fécondation, surtout celui de l'avortement et de l'accouchement prématuré, causes puissantes de l'inflammation de l'utérus.

A l'égard de la fréquence du siége de l'inflammation, il y a certains auteurs qui ont donné à l'inflammation du col et de la membrane muqueuse qui le tapisse une prédominance qui, rigoureusement parlant, n'est pas exacte ; le col de l'utérus n'étant ni par sa structure, ni par sa disposition physiologique plus exposé aux causes pathogéniques que le corps de l'utérus, si ce n'est par des causes mécaniques ou traumatiques déjà signalées. Toutefois, il faut admettre que lorsque l'utérus s'enflamme les phénomènes morbides sont plus prononcés et par conséquent plus apparent vers le col de l'organe, à cause de la plus grande laxité de son tissu. Mais si on demande quel est le tissu de l'organe utérin le plus susceptible à l'inflammation, tout le monde est d'accord que c'est la membrane muqueuse, après cela, dans l'ordre de fréquence ce sera la membrane séreuse, puis le tissu propre ou parenchyme. Ceci est tout à fait conforme à ce qui se trouve chez les autres organes ainsi constitués ; exemple : dans les poumons la bronchite est infiniment plus commune que la pneumonie et la pleurésie.

_Les symptômes et réactions générales de toutes les phlegmasies utérines sont pour la plupart les mêmes, de sorte que tout ce que l'on peut dire de l'une peut être appliquée dans certaines limites à toutes.

Les causes aussi sont à peu près les mêmes.

ÉTIOLOGIE DES PHLEGMASIES UTÉRINES EN GÉNÉRAL. — Si dans l'étude de la pathologie générale, l'étiologie des maladies est entourée de grandes difficultés, nous nous trouvons ici en présence d'embarras bien autrement graves, à cause de l'obscurité qui entoure l'appareil générateur de la femme.

Les causes de la métrite simple ou compliquée sont très-variées ; elles sont en général analogues à celles des phlegmasies des autres parties du corps ; ajoutons que la cause la plus fréquente, sinon la plus puissante est la puerpéralité.

Elles peuvent être divisées en causes directes et indirectes, ou en causes locales et générales. On les a aussi divisées en causes prédisposantes et causes déterminantes ; mais comme il n'est pas toujours facile en pratique de distinguer ces deux dernières d'une manière satisfaisante à cause de l'impossibilité d'expliquer leur mode d'action, au point de vue de sa relation avec l'affection ou maladie locale, je ne m'arrêterai que sur les plus importantes des causes locales et générales de toutes les phlegmasies utérines.

La métrite peut exister à tout âge de la vie, chez la femme, même chez les jeunes filles, elle règne dans toutes les parties du globe et dans toutes les classes de la société.

L'âge est sans contredit, la première des causes prédisposantes des phlegmasies utérines.

La métrite est rare avant la puberté et après la ménopause ; mais il ne faut pas entendre par là que la matrice ne peut pas s'enflammer à ces deux époques ; seulement les symptômes sont plus obscurs et presque nuls dans quelques cas, à cause de l'inactivité de la vie utérine pendant ces deux périodes.

Avant la puberté l'utérus est pour ainsi dire endormi ; la menstruation une fois établie, l'organe se réveille, et étant doué d'une fonction nouvelle, fait subir son influence plus ou moins profondément sur toutes les autres fonctions de l'économie entière ; mais, lorsque sa vie physiologique est terminée, l'organe générateur rentre pour ainsi dire dans sa vie primitive ou, comme disent les femmes, dans sa seconde enfance.

« L'époque la plus intéressante de la vie de la femme est celle de ses souffrances et de ses dangers », a dit M. Moreau de la Sarthe, et c'est celle où l'utérus aura une tendance plus grande à s'enflammer.

Pour donner une idée de la fréquence des phlegmasies utérines aux différentes époques de la vie, M. Nonat (1) a fait un tableau qui donne les âges de 300 malades à l'époque où elles se présentent au traitement. D'après ce tableau, on constate que les phlegmasies utérines ont leur maximum de fréquence de 20 à 30 ans, c'est-à-dire à l'époque où les fonctions génitales de la femme sont les plus actives. Mais d'une manière générale on peut dire que les phlegmasies utérines ont leur maximum de fréquence de 15 à 45 ans, la période menstruelle de la femme. Du reste c'est l'âge même où chez l'homme règnent les phlegmasies, et il peut se prolonger jusqu'à 50 ans, période où le corps a atteint son embonpoint ou développement complet ; on peut surnommer cette période l'âge des phleg-

---

(1) *Maladies de l'utérus,* 1860.

masies. A dater de cette époque les phlegmasies sont remplacées par des congestions, et les apoplexies sont communes.

Chez la femme l'intervalle de 45 à 50 ans, même un peu avant et un peu après, est marqué par la cessation du flux mensuel, et la prédominance des affections nerveuses qui accompagnent généralement cette période.

Après 60 ans les préludes du déclin commencent à se montrer, et les maladies organiques viscérales sont distinguées par leur caractère de désintégration et de dégénérescence maligne; de là la fréquence des affections cancéreuses, les dépôts morbides des différentes sortes, la faiblesse générale, etc., etc.

Ainsi pouvons-nous dire que chaque période de la vie humaine a ses maladies spéciales ou propres; mais cette règle générale n'est pas absolue. Toutefois je dirai avec M. Nonat que, pour les métrites, l'âge n'agit qu'à la manière de toutes les causes prédisposantes, il n'exerce d'influence que sur le degré de fréquence de ces affections.

Les troubles de la menstruation. — Dans l'état physiologique de la femme il existe à chaque période menstruelle une fluxion sanguine vers l'organe générateur, une véritable congestion connue sous le nom de molimen hemorrhagicum. Cette fonction a reçu le nom de menstruation à cause de l'apparition, tous les mois, de certains phénomènes accompagnés d'un flux de sang. Les phénomènes qui l'accompagnent sont aussi variables dans leur intensité que le flux l'est lui-même dans sa quantité et sa qualité. Sa durée est aussi très-arbitraire, elle varie selon l'idiosyncrasie ou la susceptibilité de chaque individu de deux ou trois jusqu'à six ou huit jours.

L'époque à laquelle la menstruation commence est très-variable, selon le climat et une foule de circonstance qu'il serait trop long de mentionner ici. Toutefois, je dois noter que M. de Quatrefages a récemment annoncé que la différence de l'âge auquel la puberté s'établit chez les femmes dépend plutôt des circonstances ethnologiques que de la température du climat.

On place cette époque entre 11 et 13 jusqu'à 18 ou 20 ans pour tous les climats; 14 et 16 est l'âge moyen pour les régions tempérées, et la fonction cesse entre 45 et 50 ans, époque connue sous le nom de ménopause ou d'âge critique.

A la terminaison de chaque période mensuelle la fluxion sanguine disparaît et l'organe utérin se retrouve à son état physiologique, mais il n'en est pas toujours ainsi, et par suite d'une cause quelconque, mécanique ou morale, la fonction menstruelle peut être troublée et l'utérus peut devenir le siége d'une congestion morbide et d'inflammation aiguë ou chronique, générale ou partielle de l'organe. Nons voyons donc que le simple arrêt du flux menstruel, sa diminution ou son augmentation, la femme d'ailleurs en apparence en bonne santé, joue un grand rôle dans la production des maladies utérines; mais le simple trouble de la menstruation ne me paraît pas suffisant pour expliquer comment l'utérus peut devenir le siége des graves altérations qu'on y rencontre, car la menstruation n'est qu'une fonction, et les troubles de cette fonction qu'un symptôme de presque toutes les maladies de l'utérus; il faut donc chercher ailleurs, dans l'économie générale, la cause et la véritable source de la maladie locale, c'est ce que nous allons faire.

Une fois malade, l'appareil générateur devient à son tour une source puissante de la métrite aiguë et de la métrite chronique, à cause de la congestion périodique vers l'utérus. Il paraît que dans ce cas l'utérus affaibli par un état pathologique ne peut faire ressortir le sang de son tissu après la cessation du flux mensuel et revenir sur lui-même. Cette forme de congestion exerce une influence fâcheuse sur l'état physiologique de l'organe et sur la santé du malade; si, après un traitement convenable, le rétablissement de la santé ne se fait pas, toutes les réactions sympathiques retentissent sur l'économie générale qui a son tour répercute sur l'utérus. En un mot, l'affection utérine aggrave la prédisposition constitutionnelle; ainsi une sorte de cercle pathogénique s'établit dans l'économie qui s'éternise et reste imprégnable à toutes sortes de traitements.

La puerpéralité ou l'état puerpéral. — Par ce terme, il faut entendre, selon M. le professeur Monneret (1), non-seulement l'état qui a rapport à l'accouchement et à ses suites immédiates, mais il comprend aussi l'état général spécial de la femme qui commence avec la fécondation, et ne se termine qu'au terme normal de l'allaitement. Ainsi conçu, on peut diviser l'état puerpéral en trois époques naturelles légitimes, et qui sont fondées sur les changements et les modifications physiologiques qui se passent alors dans l'économie de la femme ; ces trois époques sont, selon le même professeur : 1° celle qui comprend toute la durée de la grossesse, depuis le moment de la conception jusqu'à l'accouchement ; 2° celle qui correspond au travail de l'accouchement et aux suites de couches ; 3° l'époque qui s'étend à toute la durée de l'allaitement et du sevrage.

Il est reconnu aujourd'hui que l'état de la puerpéralité modifie profondément l'organisme entier de la femme, et qu'il exerce une grande influence sur la genèse des maladies utérines et de la phlegmasie en particulier, par l'appel continuel du sang qui se fait vers l'organe pendant et après la gestation. Quoi qu'il en soit, cet état n'agit qu'à la manière d'une cause générale prédisposante, tandis que les accouchements naturels ou prématurés, les avortements, les fausses couches spontanées ou non, et surtout lorsque ces conditions sont provoquées avec ou sans intention criminelle, sont des causes déterminantes, locales ou efficientes de la métrite.

Toutes ces causes, avec les excès vénériens, forment la plus grande proportion de l'étiologie des phlegmasies utérines, et d'après les récits des auteurs, les quatre cinquièmes de ces phlegmasies sont occasionnées par des fausses couches ou par les avortements provoqués qui sont aussi, du reste, les causes les plus actives, les causes essentielles de presque toutes les affections utérines.

Mais certaines femmes, sans qu'on sache pourquoi, paraissent plus disposées que d'autres à contracter la métrite. Cette prédisposition est décrite par les auteurs sous le nom d'idiosyncrasie, et

____

(1) *Pathologie interne*, t. II, p. 115, 1865.

le Dr Henry Bennet a assez insisté dans son ouvrage déjà cité, que l'utérus lui-même a une susceptibilité toute particulière chez certaines femmes d'être enflammé. C'est ce que j'appellerai une prédisposition phlegmasique, et l'âge auquel elle prédomine a été cité plus haut.

Le tempérament. — Il est assez difficile d'apprécier l'influence du tempérament sur la genèse des phlegmasies utérines.

Les femmes douées d'un tempérament sanguin seront les plus susceptibles aux phlegmasies, tandis que celles dont le sang est appauvri (*chloro-anémie*), seront plutôt exposées aux hyperémies et à ses conséquences. Mais il faut expliquer ici comment ces hyperémies sont produites. M. le professeur Monneret a démontré, d'après l'explication de M. Andral, que ces congestions utérines ne sont pas produites par la simple déglobulisation du sang, mais par les véritables névralgies qui, en persistant, peuvent à la longue, et aidées par le molimen mensuel, déterminer les congestions quelquefois observées chez les chlorotiques. En un mot, ce n'est pas la chlorose en tant que chlorose qui les produit ; c'est par une action réciproque entre le système nerveux et le système sanguin.

L'hérédité peut-elle avoir quelque influence sur la pathogénie de la métrite ? Je n'hésiterai pas à répondre par l'affirmative, tout en admettant que la métrite ainsi produite ne peut être regardée au même titre que les maladies héréditaires proprement dites.

Elle peut dépendre, soit d'une influence diathésique, soit d'une prédisposition particulière transmise par la mère. J'ai lu des faits extraordinaires à cet égard, et j'ai été frappé de cette tendance morbide vers l'utérus dans une famille à laquelle j'ai donné mes soins. Dans cette famille, toutes les femmes sont atteintes de l'affection utérine, sous une forme ou sous une autre, tandis que les hommes sont affligés de maladies scrofuleuses dans toutes leurs variétés. Cette famille dont tous les membres portent les signes pathognomoniques de la diathèse scrofuleuse, est assez nombreuse, et j'ai observé cette disposition, même chez les plus jeunes filles. Elles sont toutes sujettes au catarrhe génital, et j'ai été consulté pour un écoulement séro-sanguinolent venant de l'intérieur des parties génitales chez une jeune fille de sept ans. La mère est atteinte d'une métrite chronique qui se réveille de temps en temps, sous l'influence d'une cause quelconque; et la maladie se présente alors avec tous les caractères d'une métrite franche aiguë avec les complications péritonéales. La mère de cette dame, qui a eu sept ou huit enfants, dont 5 filles, est morte avec des symptômes de la péritonite, ayant leur point de départ évidemment dans l'appareil utérin, et la jeune dame, sa fille, a perdu deux sœurs avec les symptômes de la métrite chronique; une d'elles a succombé après une vie maladive de plusieurs années et littéralement épuisée par une suppuration prolongée provenant de l'intérieur de la matrice et d'un abcès péri-utérin ouvert dans le vagin et le rectum, constituant une fistule recto-vaginale. L'autre sœur est morte en couches, victime d'une affection utérine. Chose remarquable, personne de cette famille à ma connaissance n'a été attaquée de la poitrine. Une nièce de cette dame, encore demoiselle, a été traitée à l'âge de vingt ans pour une métrite, et une autre nièce, fille d'une autre sœur, est attaquée d'une affection chronique de l'utérus, suite d'une métrite aiguë déclarée peu après son mariage, à l'âge de dix-sept ans; sa mère est sujette à une affection dartreuse. Je dois mentionner que les membres malades de cette famille ont été traités par différents médecins qui ont tous été d'accord sur la nature diathésique de l'affection utérine.

Après ces faits, je suis convaincu qu'il y a ici autre chose qu'une simple coïncidence; si ce n'est pas l'hérédité, c'est certainement une grande disposition morbide, une disposition organique, comme l'appelle M. Nonat, vers l'appareil générateur, ou une certaine aptitude de famille.

J'admets que dans les faits ci-dessus cités la diathèse scrofuleuse paraît dominer la pathologie utérine qui, à son tour, allume de temps en temps l'inflammation qui est entretenue sous la forme de métrite chronique; mais cette prédilection vers l'utérus est pour moi incompréhensible. J'ai vu cette disposition organique ou viscérale dans plusieurs autres cas. J'ai connu toute une famille dont les membres des deux sexes portaient les signes très-marqués d'une affection cardiaque, héritée de leur père mort d'une hypertrophie et maladie valvulaire du cœur. Une autre, dont tous les membres étaient atteints d'une affection tuberculeuse ; ici encore les garçons étaient attaqués dans les poumons, tandis que les filles étaient victimes d'affections utérines.

Il y a bien d'autres faits cités dans les livres et que j'ai trouvé confirmé par la pratique. Il n'est pas rare de voir un père goutteux ou graveleux transmettre ces affections à son fils ; il en est de même de l'épilepsie, la manie, l'asthme et aussi des affections cutanées et hémorrhoïdales.

Il y a des faits plus remarquables encore qui ont été signalés ; tous ou plusieurs des enfants de la même famille ont été atteints, à peu près au même âge, d'une infirmité particulière, comme la cécité par exemple, ou ont succombé à une maladie mortelle, comme la phthisie pulmonaire.

Je ne parle pas ici des maladies héréditaires proprement dites ; je ne cherche qu'à trouver une explication à cette prédisposition héréditaire ou organique si bien marquée dans certains cas ; cela me conduit à la considération des causes diathésiques des phlegmasies utérines.

Les causes diathésiques. — Cette partie de l'étiologie est peut-être la plus importante de toute la pathologie utérine, et c'est celle qui est encore la plus mal étudiée et sur laquelle les auteurs en général ont gardé le plus grand silence. Cependant personne aujourd'hui ne peut contester l'influence pathogénique des diathèses sur l'organe utérin agissant comme une cause déterminante des phlegmasies utérines. En effet, pour la *diathèse tuberculeuse,* l'utérus est le premier organe qui entre en relation sympathique avec celui qui est le siége de la manifestation de cette diathèse. Ses fonctions sont lésées de bonne heure, et il s'établit des lésions matérielles qui, à leur tour, peuvent devenir des causes déterminantes d'une métrite aiguë, subaiguë ou chronique.

Quant à la *diathèse scrofuleuse*, tout en étant la plus commune parmi les causes diathésiques des phlegmasies utérines, son action pathogénique sur cette affection est encore peu connue : son influence se montre dès le jeune âge, et à l'époque de la puberté des troubles mensuels se manifestent, et lorsque la femme devient enceinte elle exerce une influence fâcheuse sur la grossesse et même sur son accouchement. Si au développement de l'affection scrofuleuse vient s'ajouter une vie licencieuse ou fatigante, l'utérus déjà préparé par la diathèse devient facilement le siége de l'inflammation.

Comme dans la diathèse tuberculeuse, l'influence de la scrofule se montre d'assez bonne heure. Elle est même observée dans la première enfance, manifestée par les écoulements vaginaux variant d'une simple hypersécrétion de mucus jusqu'à devenir muco-purulente et même purulente ; quelquefois l'écoulement est séro-sanguinolent comme je l'ai vu dans le cas cité plus haut. Dans ce cas l'inquiétude de la mère est souvent éveillée, et, ignorant que ces écoulements peuvent exister dans l'enfance, elle attribue l'affection aux causes sinistres, et pour justifier son soupçon aussi mal fondé que vicieux accuse un jeune homme, peut-être un ami intime, qui est connu pour être affecté d'une blennorrhagie et l'infortuné est traîné devant la justice comme auteur d'un crime dont il est innocent. Ces cas ne sont pas excessivement rares, et malheureusement pour l'honneur de l'humanité, on a reconnu que des enfants étaient ainsi affectés ; mais plus malheureusement encore il est plus souvent impossible de distinguer une simple leucorrhée enfantine d'une blennorrhagie spécifique lorsqu'il n'y a pas d'autres signes pathognomoniques confirmatoires, tels que violence, etc., etc. Néanmoins, on ne doit pas attacher une trop grande importance à ces scandales, et on doit prévenir les mères que les leucorrhées enfantines ne sont pas rares et qu'elles peuvent être produites autrement que par les influences sinistres, tels que la dentition, les vers intestinaux, le froid, les fièvres éruptives, etc., et que souvent elles tiennent à la malpropreté et à la masturbation pratiquée par la jeune fille elle-même.

L'influence pathogénique de la diathèse scrofuleuse porte en général sur les membranes muqueuses, et nous devons par conséquent, lorsqu'il y a des manifestations d'une phlegmasie utérine, soupçonner une métrite membraneuse plutôt qu'une métrite parenchymateuse.

Les auteurs ont aussi reconnu d'autres formes de la métrite diathésique, telles que la cancéreuse, la dartreuse, la rhumatismale et la goutteuse. L'influence syphilitique et de l'affection diphthéritique a été aussi mentionnée comme cause de la métrite.

Il est incontestable que toutes ces affections ont une grande influence dans la genèse des phlegmasies utérines; mais outre que leur spécificité et l'état de cachexie qui en est le résultat, les métrites ainsi produites ne présentent rien de particulier dans la nature même de la phlegmasie; il est impossible d'établir une distinction entre les métrites ainsi produites et celles d'une forme simple non spécifique, non diathésique.

On a remarqué la coexistence d'une éruption dartreuse sur le col de la matrice et sur la peau du malade atteint de la métrite, et l'on a fait de cette dernière une *métrite dartreuse*. Dans cette affection l'action pathogénique est la même, avec cela de particulier que, souvent, la maladie cutanée se propage par voie de continuité, de la peau à la membrane muqueuse des parties génitales, en y produisant des leuchorrhées, lesquelles à leur tour sont suivies d'inflammation de parenchyme utérin et d'une métrite d'origine diathésique (1).

Pour la *diathèse cancéreuse*, elle n'a pas de siége particulier, ni de choix de tissu dans l'organe utérin; elle se localise, tantôt sur le corps, tantôt et plus fréquemment sur le col de l'utérus, envahissant successivement et facilement tous les tissus de la partie atteinte sans excepter même ni les vaisseaux ni les nerfs de l'organe.

Le cancer de l'utérus est une maladie essentiellement distincte

---

(1) Monneret, ouvrage déjà cité, t. II, p. 130.

de la métrite, et est aujourd'hui parfaitement reconnu par la grande majorité des médecins ; néanmoins, il est indiscutable que la diathèse cancéreuse peut mettre en jeu un travail inflammatoire dans la matrice d'une manière directe ou indirecte, soit par la cachexie ou la débilité constitutionnelle occasionnée par la maladie, soit par les troubles plus ou moins graves de la menstruation, qui, à leur tour, peuvent agir comme cause déterminante d'une métrite. En d'autres termes, une maladie cancéreuse de l'utérus peut produire la métrite, mais cette dernière ne peut jamais engendrer un cancer ; toutefois les deux affections peuvent exister comme complication.

Pour la syphilis et les autres affections diathésiques, telles que le rhumatisme, la goutte, on peut en dire autant.

Dans ces cas aussi, c'est par la cachexie générale manifestée par un malaise continuel, une grande tendance aux affections des membranes muqueuses en général, les troubles nerveux et particulièrement les troubles de l'organe générateur traduit par les troubles menstruels, que la métrite peut être occasionnée.

La métrite syphilitique. —Les auteurs se sont peu occupé en général de cette forme de métrite, et le peu qu'on a écrit est d'une nature vague et contradictoire ; quelques-uns disent que la métrite syphilitique est une affection commune, les autres qu'elle est excessivement rare.

Ce n'est pas le lieu de discuter ici la nature du virus syphilitique, toujours est-il que la syphilis n'agit que comme cause de la phlegmasie utérine ; à la manière des maladies générales ou diathésiques, c'est-à-dire par la cachexie générale et les altérations profondes, fonctionnelles et nutritives qu'elles affectent, d'abord dans l'économie, et ensuite et plus spécialement sur l'organe utérin lui-même.

Ici, quoique la cause primitive soit d'une nature spécifique les phénomènes phlegmasiques présentent tous les caractères locaux de l'inflammation commune, et tous les actes morbides y sont possibles, sans que les produits morbides contiennent aucune matière syphilitique. En d'autres termes, il n'y a pas toujours dans la métrite syphilitique la même relation entre la cause et l'effet comme dans une maladie diathésique, entre l'affection générale et la lésion locale. Or tout ce qu'on peut dire de cette forme de la métrite, c'est que la syphilis, par sa nature débilitante, est une simple cause indirecte des affections phlegmasiques de l'utérus, et que la plupart des lésions non spécifiques de cet organe qui les accompagnent, ont été prises pour les maladies syphilitiques. Il importe beaucoup pour le traitement de ne pas tomber dans une pareille erreur, car si on prescrit le mercure à un corps épuisé, on ne sait trop le mal qu'on peut faire.

La plupart des malades trouvés dans les hospices vénériens sont des femmes qui ont vécu dans la débauche et ont éprouvé beaucoup de misère.

En outre de sa nature virulente, la syphilis produit toujours un état de cachexie qui est encore aggravé par un traitement mercuriel plus ou moins prolongé et exigé par cette affection. Cet état cachectique est presque constamment accompagné de catarrhe utérin et d'ulcérations sur le museau de tanche qui ne sont pas plus syphilitiques que les excoriations qu'on observe sur le nez dans un simple coryza ou dans les autres affections catarrhales.

Ces ulcérations simples ou granuleuses ont leur siége sur la membrane muqueuse du col intra et extra cavitaire, qui ont souvent pour point de départ l'inflammation des follicules clos, désignés sous le nom d'*œufs de Naboth*.

M. Ricord et beaucoup d'autres syphilographes ont observé que «les maladies syphilitiques du col de l'utérus sont rarement rencontrées dans la pratique ordinaire, et que de toutes les maladies syphilitiques du col de la matrice, le vrai chancre huntérien, quoique rare, est encore la forme la plus fréquente, et comme dans 19 cas sur 20, le chancre sur le col de la matrice est accompagné de chancre sur les organes génitaux externes, le diagnostic devient singulièrement simplifié » (1).

____

(1) Tilt, *Uterine Therapeutics*, p. 170.

Nous pouvons donc dire que la métrite proprement dite d'une origine syphilitique est une affection rare, et qu'ici, comme dans la diathèse scrofuleuse, c'est la membrane muqueuse du col utérin qui est affectée de l'inflammation suraiguë, constituant ainsi la métrite membraneuse et les variétés de la métrite ulcéreuse.

La *métrite diphthéritique*, appelée aussi exsudative, plastique, pseudo-membraneuse, dépend, comme son nom l'indique, d'une affection générale fébrile caractérisée par la tendance à la formation des fausses membranes, et que l'on peut observer sur la surface de toutes les membranes muqueuses, et même sur la peau.

La métrite diphtéritique est une affection rare, et elle n'a aucun rapport avec la métrite ordinaire ; ses symptômes locaux et généraux sont ceux des diphthérites que l'on observe ailleurs dans l'économie et dans certaines maladies puerpérales portant toujours les caractères spéciaux essentiels de cette terrible affection. Dans cette maladie, le col de l'utérus présente des taches distinctes plus ou moins grandes, telles qu'on les observe dans l'angine couenneuse ou le croup. Elles sont principalement placées autour du museau de tanche ; mais elles peuvent exister aussi sur d'autres parties du col.

L'étiologie de cette affection est la même que celle de la diphthérite en général, et elle est distincte de l'affection connue sous le nom de *dysménorrhée inflammatoire* ou *pseudo-membraneuse* : cette dernière est beaucoup plus commune que la métrite diphthéritique.

En résumé, les causes diathésiques des phlegmasies utérines peuvent être regardées comme des lames à deux tranchants, c'est-à-dire qu'elles agissent à la fois comme causes prédisposantes et causes déterminantes, les premières par leur influence morbide générale sur la qualité du sang et l'économie tout entière, les dernières par leur influence directe et irritante sur l'organe utérin, ainsi préparé pour la genèse d'une phlegmasie ou d'un état congestionnel.

La métrite diathésique franche est une maladie comparativement rare, mais lorsqu'elle existe elle est assez caractérisée dans un bon nombre de cas ; toutefois, comme l'a si bien démontré le D' Brouardel dans son excellente thèse (1), soumise à la Faculté l'année dernière, le caractère de l'inflammation ne sera pas si accentuée chez un individu sain, exempt de toute influence diathésique. En un mot, la phlegmasie diathésique est d'une nature chronique, et, au lieu de progresser rapidement vers la mort ou la guérison, sa marche est lente, et à la période d'état succède une inflammation de médiocre intensité qui, marquée pendant son évolution par des rémissions et des exacerbations à des intervalles plus ou moins longs, plus ou mois intenses, peut ainsi se perpétuer même indéfiniment.

Outre cela, ce qu'il y a de spécial dans les maladies phlegmasiques développées sur une constitution diathésique, c'est que lorsque l'inflammation naît chez un sujet tuberculeux, scrofuleux ou autre, elle peut provoquer le dépôt caractéristique de la diathèse, et si le produit morbide porte le cachet de la diathèse c'est qu'il se développe sur un terrain où la tendance est de produire cette variété de lésions: c'est ce qui arrive dans la pneumonie, la péritonite et la méningite tuberculeuse; c'est ce qu'en voit aussi dans la phthisie pulmonaire qui se développe comme suite d'une pneumonie aiguë.

Je ne veux pas dire par ceci que l'inflammation peut produire le tubercule ou autre maladie diathésique seulement lorsque le sujet est scrofuleux ou tuberculeux, l'inflammation qui agit alors en troublant la nutrition peut être l'occasion du développement de toute espèce d'altération (2).

Parmi les affections diathésiques, celle qui influe le plus sur les organes génitaux de la femme est, selon M. Aran, la diathèse tuberculeuse, la maladie utérine constituant une simple coïncidence ou complication; mais la diathèse qui me paraît la plus puissante sur la genèse directe des phlegmasies utérines est la scrofuleuse, comme il a été déjà démontré.

---

(1) *De la Tuberculisation des organes génitaux de la femme*, 1865.
(2) Andral, *Auscultation*, t. II, p. 94.

Ainsi, nous pouvons maintenant assigner le lieu d'élection ou de prédilection propre à certaines diathèses dans la pathologie utérine ; nous avons vu que la scrofule se trouve dans la membrane muqueuse, le tubercule a une prédilection pour la membrane séreuse, tandis que les dartres affectent plutôt les tissus parenchymateux, constituant ainsi les trois variétés principales des causes diathésiques des phlegmasies utérines. Mais, en examinant ces lésions, on ne doit jamais perdre de vue qu'elles ne diffèrent en rien, en ce qui concerne leurs caractères anatomiques, des phlegmasies simples non diathésiques, et qu'on ne saurait distinguer les uns des autres ; seulement dans les phlegmasies diathésiques, outre ces lésions, nous avons à prendre en considération l'affection générale ou diathèse qui est, comme le disent les auteurs, surajoutée aux maladies locales d'origine spécifique ou diathésique. La cause de cette tendance morbide sur les organes génitaux de la femme a déjà été expliquée, elle existe dans l'appareil génital de la femme qui semble le plus impressionnable à tous les troubles de la santé, mais sous une influence diathésique cette prédilection pour les organes génitaux se manifeste aussi bien chez l'homme ; seulement les maladies qui frappent l'appareil générateur de ce dernier sont loin d'être traduites de la même façon, à cause de la différence de la disposition anatomique entre les appareils générateurs de deux sexes.

Si j'ai insisté aussi longuement sur les causes diathésiques de la métrite, c'est au point de vue thérapeutique, car les diathèses jouent un rôle énorme dans les maladies en général, et leur influence sur les maladies de l'utérus ne saurait être contestée.

Parmi les causes prédisposantes de phlegmasies utérines, nous avons parlé du tempérament, de la diathèse et de la prédisposition héréditaire qui constituent les différences les plus marquées entre un individu et un autre ; cependant il y a encore d'autres différences qui, bien que plus rares et peu définissables, sont assez caractérisées chez certains individus, telles sont les idiosyncrasies que nous avons décrites plus haut.

Il est d'autres causes prédisposantes trop nombreuses à décrire dans une thèse, je dirai seulement quelques mots sur les suivantes.

Les climats. — Les auteurs sont partagés sur ce point, les uns disent que le climat tempéré ou froid, est une cause prolifique des maladies de l'utérus, les autres pensent au contraire que cette même cause doit-être attribuée au climat chaud.

Il me semble que c'est attacher trop d'importance au climat comme cause unique des maladies utérines. Les travaux sur la géographie des maladies nous apprennent qu'il y en a de propres à tel ou tel climat, et il est admis aujourd'hui que la corrélation de la force et de la matière est telle que les altérations de l'une paraissent nécessairement comprendre les modifications de l'autre. Mais je ne vois pas l'influence directe ou spéciale du climat sur un organe tel que l'utérus, qui a pour ainsi dire une existence indépendante dans l'économie de la femme.

L'utérus comme l'a si bien décrit le Dr Henry Bennet, est l'organe auquel est confiée la conservation de l'espèce, et non pas de l'individu auquel il appartient. Il n'a pas par conséquent de fonctions à remplir comme le cerveau les poumons et le foie ; en un mot ce n'est pas un organe vital essentiel ou indispensable de la nutrition.

Il en est heureusement ainsi, et d'ailleurs, par sa position anatomique dans l'économie, l'utérus est plus à l'abri de toute influence climatérique que les autres organes, mais en revanche une fois malade, surtout sous l'influence d'une cause constitutionnelle ou diathésique, l'organe générateur devient à chaque instant susceptible à toute influence pathogénique intérieure ou extérieure, climatérique ou autre.

L'organe générateur de la femme est tellement à l'abri de toute influence cosmique que, lors même que la malade est atteinte d'une maladie contagieuse épidémique ou autre, dans laquelle tous les organes sont plus ou moins affectés la matrice, seule se trouve sauve et saine.

Ici je dois faire exception pour la fièvre puerpérale dans laquelle la matrice, loin d'être exempte paraît en quelque sorte être l'organe de prédilection où se localise et se concentre toute la force de cette terrible affection.

Le Dr Just Bernard, dans sa thèse du doctorat soumise à la Faculté l'année dernière, a bien démontré que, même dans la fièvre typhoïde, les organes génitaux, chez les deux sexes, ne sont pas ordinairement altérés. On a cité quelques exemples, dit le même auteur, de gangrène des parties externes et d'engorgement de la muqueuse utérine, mais ces faits sont trop rares pour que nous les prenions en grande considération (1).

Je me rappelle avoir soigné une dame anglaise dans l'Inde, atteinte du choléra, elle était enceinte de deux ou trois mois, et pendant le traitement, elle fit un avortement qui n'a pas été suivi ni précédé d'aucune maladie utérine appréciable.

Dans un autre cas, j'ai donné mes soins à une jeune Hindoue, atteinte de la variole; cette femme était aussi enceinte et près du terme; elle a succombé sans avoir donné le jour à l'enfant. Une autopsie à laquelle ja'i assisté ayant été autorisée pour extraire l'enfant du corps de sa mère, nous trouvâmes l'enfant mort évidemment depuis peu de temps et sans aucune trace d'infection ; dans le corps de la mère au contraire, nous avons trouvé la membrane muqueuse du canal intestinal depuis la bouche jusqu'au rectum, couverte de petites pustules varioliques, et quelques-uns sur les bronches et la muqueuse des lèvres de la partie génitale externe, mais l'utérus était intact, et, fidèle à son office, a conservé son contenu jusqu'à ce que la patiente ait été frappée par la mort.

Je pourrais multiplier les faits de ce genre, mais cela m'écarterait trop du sujet de ma thèse.

Que n'a-t-on pas mis, à tort ou à raison, sur le compte du climat des Indes (2) dans la pathogénie de toutes sortes de maladies, locales ou constitutionnelles; les maladies utérines n'ont pas échappé à l'anathème universel.

Sans compter les épidémies, il y a certaines affections qui peuvent être regardées comme endémiques ou propres à ce pays, tels sont:

---

(1) Thèse du doctorat, 1865, p. 47.

(2) En parlant des Indes, il est bien entendu que je veux dire les Indes britanniques, lieu de ma carrière médicale.

le choléra, les fièvres paludéennes ou pernicieuses, les maladies du foie et la dysentérie. Mais tout cela peut régner sans aucune influence sur la matrice. Quelque malsains et même mortels que soient certains endroits de l'Inde, je ne vois pas les raisons de la mépriser ; chaque climat a sa maladie, comme chaque pays son propre produit. De plus tous les médecins qui ont exercé dans cette contrée sont d'accord, qu'avec la simple précaution de garantir la tête du soleil, en vivant modérément et régulièrement et prenant beaucoup d'exercice, les Européens doivent, avec tous les désavantages climatériques, jouir à peu près de la même santé qu'ils ont dans leur pays natal.

Le D' Maclaghlan, dans un ouvrage fort remarquable sur les maladies et les infirmités de la vieillesse, démontre que les maladies climatériques sont rares comme affections distinctes ou idiopathiques, et dans certains cas terminés par la mort, qu'il avait jugés comme climatériques, cette mort était le résultat d'une affection latente d'une longue durée, cachée à l'observation par l'absence des symptômes ordinaires.

Lorsqu'un Européen meurt dans l'Inde, surtout s'il est d'un rang élevé, on est tout disposé à en accuser le climat. Mais combien de fois n'a t'on pas trouvé à l'autopsie que la mort était occasionnée par une affection latente remontant à un temps antérieur à leur arrivée dans le pays.

Le D' Henry Bennet et le D' Tilt si bien connus dans le monde médical, ont fait des travaux fort recommandables sur la pathologie utérine de l'Inde, et ils ont avancé que les maladies utérines et ovariennes d'un caractère inflammatoire sont plus communes et plus sévères dans les climats chauds que dans les régions tempérées ; de plus, dans les régions tropicales, ces maladies disent-ils sont plus rebelles au traitement et agissent plus vivement sur la santé générale qu'en Europe.

Avec le respect dû à leur talent, je dois dire que je ne nie pas l'influence puissante et délétère de la chaleur sur l'organisme général des Européens habitant les tropiques, mais je ne vois pas cette influence agir d'une manière notable sur la matrice. Je crois donc que les climats chauds n'ont pas une influence spéciale ou plus grande que les climats tempérés dans la pathogénie des maladies utérines. Dieu sait que ces maladies sont malheureusement assez communes dans les contrées bien autrement favorisées de la nature, et comme preuve je dirai qu'elles n'ont pas échappé à l'œil perspicace de M. Michelet qui jugeant, quoiqu'un peu rigoureusement notre siècle, avec sa grande âme d'artiste, l'a surnommé, *le siècle des maladies de matrice.*

Le Dr Bennet, dans la préface de la seconde édition de son ouvrage, déjà cité, dit que : « Les descriptions des maladies utérines qu'il a données sont des expressions des faits réellement observés et fidèlement reproduits dans tous les climats, dans tous les pays et dans tous les rangs de la vie sociale. »

Le Dr Tilt, dans sa *Thérapeutique utérine*, à la page 282, dit, en estimant la fréquence comparative de l'inflammation utérine parmi les Européennes résidant dans les tropiques, que, soit dans l'Inde, soit dans d'autres possessions tropicales, les femmes sont toutes jeunes; elles quittent leur pays à peu près à l'âge de 20 ans, et très-rarement elles restent aux Indes après 40, passant ainsi dans un climat chaud la période de la vie dans laquelle l'inflammation utérine est le plus commune, même dans les régions tempérées.

Cela est parfaitement juste, mais se rattache plutôt à l'âge qu'au climat. Il faut donc chercher ailleurs la source et la véritable cause des maladies utérines dans l'Inde, surtout des maladies inflammatoires, et on trouvera que là, comme ici, une attaque de la métrite aiguë est généralement précédée d'une affection chronique de la matrice. D'ailleurs tout ce qui est applicable aux maladies utérines dans les pays chauds l'est également pour ces mêmes maladies dans les climats tempérés.

Chose remarquable, c'est que les maladies attribuables à tel ou tel climat sont généralement portées sur les organes de la nutrition, tandis que les maladies diathésiques, constitutionnelles ou héréditaires, portent le plus souvent sur les organes générateurs, tels que le cancer, le tubercule, le scrofule, et également sur les deux sexes.

J'admets avec les savants médecins qui ont exercé dans l'Inde, que les Européennes sont très-sujettes aux affections utérines et aux troubles des fonctions générales qui les accompagnent, soit comme causes, soit comme effets de la maladie utérine, mais cela peut être expliqué d'une autre manière que par l'influence directe du climat sur l'appareil générateur.

Les troubles menstruels, les leucorrhées, les exulcérations du col de la matrice et la métrite chronique, sont assez communes dans l'Inde, même chez les Hindoues ; dans ce pays comme en Europe, les femmes sont plus ou moins exposées aux mêmes causes déterminantes ou occasionnelles ; de plus, et quoique bizarre au premier abord, l'expérience a démontré qu'une grande portion des maladies dans les contrées tropicales sont attribuables au froid, cause si puissante aussi en Europe de l'inflammation de la matrice.

En parlant d'un climat, il y a des conditions physiques, outre la latitude et la longitude du pays, dont il faut tenir compte, et je me permettrai de dire par ma propre expérience qu'un climat inter-tropical n'est pas nécessairement fatal aux femmes, quoiqu'il soit indiscutable qu'il ait une certaine influence fâcheuse sur la santé générale des Européens qui l'habitent, comparativement aux indigènes. La même observation peut se faire pour les habitants des pays chauds qui viennent habiter nos contrées ; on peut en dire autant des animaux et même des plantes exotiques.

Certains naturalistes disent que chaque race du genre humain a ses limites géographiques prescrites par le Créateur et que, pas plus l'homme que les plantes et les animaux, ne peut être déplacé avec impunité. Si dans quelques cas l'émigration a eu un certain succès, c'est que l'homme civilisé a la facilité de s'adapter au climat étranger, mais toujours cependant, après un temps plus au moins long, la dégradation ou même l'extinction de la race est inévitable.

Toutes ces considérations ont un intérêt capital pour ce qui concerne la colonisation, mais ne peuvent être discutées ici.

La plus grande cause prédominante des phlegmasies utérines dans l'Inde, dit le Dr Tilt, se trouve dans une organisation défectueuse de l'appareil ovario-utérin qui a pour résultat de rendre la

menstruation habituellement morbide; ceci s'applique aussi bien
aux malades des contrées tempérées; mais là vraie explication du
modus operandi des climats chauds comme cause prédominante des
affections utérines chez l'Européenne se trouve dans les paragraphes
suivants : « Un climat tropical est productif de l'inflammation utérine chez ceux qui ont été élevés dans les régions tempérées, par ce
fait dépendant de la pathologie indienne qui est essentiellement *abdominale*. La chaleur tropicale augmente l'activité du système portal
qui rend toutes les affections inflammatoires fréquentes et dangereuses. La matrice et les intestins sont si intimement liés par les
nerfs et les vaisseaux sanguins que la menstruation se fait rarement sans déranger les fonctions intestinales, soit par la constipation, soit par la diarrhée » (1).

Une autre cause de la fréquence extraordinaire de l'inflammation
de la matrice chez les femmes européennes dans les régions tropicales se trouve certainement dans l'état détérioré du sang, dans
les nuances variée sde l'anémie que l'on observe chez elles, et une
débilité profonde engendrée par une résidence plus ou moins prolongée dans un climat chaud.

Cette débilité est produite non-seulement par les effets physiques
de la chaleur intense, mais aussi par la maladie qui règne habituellement dans ces pays, et qui est reconnue être une cause puissante
de l'état de cachexie que l'on observe, même chez les indigènes.
De plus, l'état d'inactivité comparative et le changement complet
d'habitudes exigé par le climat, favorise singulièrement l'état de
congestion ou même de la phlegmasie subaiguë de tous les organes de la nutrition qui peut ensuite agir sur l'appareil utérin.

Si l'on jette un coup d'œil sur les maladies tropicales, on peut dire,
d'une manière générale qu'on les trouve rarement d'une nature phlegmasique franche quel que soit leur siége; elles appartiennent plutôt
aux hyperémies simples ou aux phlegmasies de médiocre intensité

---

(1) Tilt, ouvrage déjà cité.

(inflammation subaiguë), et ceci est facile à comprendre. Les chloro-tiques sont rarement affectées d'inflammation, et l'état des habitants des pays chauds se rapproche beaucoup de celui des chlorotiques. Cet état d'anémie, effet de l'insolation, est observé même chez les boulangers et tous ceux qui sont exposés aux feux ardents, comme l'a si bien démontré M. le professeur Tardieu, qui a ajouté que la dyspepsie est également commune chez eux.

Cette dernière affection est même très-ordinaire dans l'Inde, et la constipation est une des causes les plus puissantes des maladies gastro-intestinales parmi les habitants européens, surtout chez les femmes.

Cet état chloro-anémique se trouve non-seulement chez les Eu-ropéens dans l'Inde, mais il constitue presque l'état physiologique des indigènes, et ceci peut être expliqué non-seulement par l'effet de la grande chaleur et la malaria auxquels ils sont constamment exposés, mais aussi par leur nourriture, qui, presque exclusivement composée de légumes, est peu substantielle ; la constitution de leur sang est par conséquent plus rapprochée de celle du sang d'un sujet chloro-anémique ; autrement dit, leur sang est plus séreux que fi-brineux et moins riche en globules, éléments contenant la matière colorante de ce liquide. Il est à remarquer que les Européens sont plus sujets aux phlegmasies que les indigènes ; leur régime consistant principalement en viande, est plus substantiel, leur sang est par conséquent plus riche en fibrine, élément caractéristique et essen-tiel de la pathogénie des inflammations.

Nous avons à noter aussi que, chez les indigènes et plus spéciale-ment chez les brahmins ou légumistes, les lésions inflammatoires se terminent le plus souvent en résolution, tandis que, chez les Euro-péens, elles se terminent presque toujours en suppuration, et se ci-catrisent moins vite chez eux que chez les indigènes. Cela tient au régime ou à une organisation toute particulière engendrée par le climat.

Chose remarquable, tandis que les noirs comme les blancs sont plus ou moins susceptibles aux maladies régnantes du pays, la dy-

sentérie ou plutôt la dysentéroïde, une forme d'entéro-collite bé-
nigne, et les maladies du foie attaquent de préférence les bons vivants. Cela n'est pas surprenant lorsqu'on réfléchit à la manière de
vivre des Européens dans l'Inde, surtout les Anglais, qui, avec peu
de différence, vivent comme dans leur pays natal. Il est évident
que ce qui est bon dans un climat froid ne peut être également bon
dans un climat chaud; les anciens résidents savent si bien cela
qu'ils adoptent avec raison le régime du pays, et vivent à peu près
comme des brahmins, et ils s'en trouvent généralement bien; ils
jouissent non-seulement d'une meilleure santé que leurs compa-
triotes, mais encore leur système se trouve dans un meilleur état
pour résister aux changements brusques et si marqués du climat à
leur retour dans leur pays natal.

Ajoutons à cela qu'ils ne prennent pas assez d'exercice, la grande
chaleur les effraye et les rend paresseux, ils vivent dans un état
d'inertie où toutes les fonctions de l'économie sont nécessairement
peu actives; ils sont alors étonnés d'être continuellement malades;
ils ne sortent que rarement dans la journée et restent dans leur
maison, où les rayons du soleil pénètrent à peine; un état de faiblesse et tous les phénomènes de l'étiolement sont observés surtout
chez les femmes et les enfants, qui, au lieu de la couleur rose qu'ils
ont dans leur pays natal, deviennent chétifs et ont un teint pâle
jaune, portant tous les traits si caractéristiques d'une altération
profonde de l'organisme entier. Cet état maladif les rend susceptibles à toute influence pathogénique non-seulement pendant leur
séjour aux Indes, mais de retour chez eux ils ne se portent pas
beaucoup mieux, et sont constamment exposés à des rechutes des
maladies acquises dans l'Inde. Voici comment cette prédisposition
morbide est expliquée par les Drs Johnson et sir Ranald Martin, médecins renommés pour leurs travaux sur les maladies des Indes :
« Quelque plastique que soit la puissance de l'organisme, disent ces
deux observateurs distingués, il ne peut pas s'accoutumer au changement brusque du climat, et la constitution peut être tellement
débilitée par les influences tropicales que le retour au climat froid
peut causer le renouvellement de l'activité morbide de la part d'un

organe antérieurement enflammé, que cet organe soit la matrice ou le foie » (1).

Dans l'Inde, comme en Europe, les maladies utérines sont difficiles et longues à guérir, surtout chez les femmes européennes, qui sont obligées, toujours à grands frais, et non sans inconvénients énormes, de retourner dans leur pays, ou de passer le reste de leur vie, déjà trop détériorée par la grande chaleur et la complication peut-être d'une ou plusieurs des maladies régnantes du pays, dans un des sanitaria, dernière ressource pour ainsi dire des classes privilégiées ; pour les autres, une fois que la maladie a pris racine, elles sont condamnées, du moins pendant le temps qu'elles resteront dans le pays ; ajoutons à cela les troubles du système nerveux dans toutes ses variétés et ses formes, caractérisés par les névroses, le trouble de l'intelligence, l'hystérie, la nosomanie, etc., etc. Dans ce triste état, les affections nostalgiques surviennent, et les patients épuisés et réduits au dernier degré de cachexie, finissent leurs jours dans un pays étranger, souvent sans un parent, sans un ami près d'eux. Ceci s'applique aussi bien aux hommes qu'aux femmes.

D'après ce que nous venons d'écrire, ou les Européens dans l'Inde doivent mieux se soumettre au régime du pays, ou la question d'acclimatation et de colonisation est une illusion. Quoi qu'il en soit, c'est un sujet qui mérite bien des réflexions sérieuses non-seulement de la part des médecins, mais de celle des philanthropes dévoués aux intérêts de l'humanité en général et à ceux des colons en particulier.

Pour résumer toute ma pensée à propos de la pathologie indienne, surtout en ce qui concerne l'inflammation de l'utérus, je dirai que ni la métrite, ni d'autres affections utérines occurant dans les Indes, ne sont pas nécessairement d'une origine climatérique ni attribuables à un climat tropical. Il est cependant certain que lorsqu'une fois la maladie se déclare, surtout dans une constitution euro-

____

(1) Tilt, ouvrage cité, p. 291.

péenne, les chances de guérison sont beaucoup moindres que dans
un climat tempéré. Cependant, si ce n'est pas le soleil qui engendre
nécessairement des maladies, il faut admettre néanmoins que l'action continuelle d'une température élevée prédispose le système
aux attaques de diverses affections, et lorsqu'elles prennent possession
de l'organisme, ce dernier devient incapable de réagir pour lui résister ou le neutraliser. Une température mixte paraît après tout la
plus favorable à la santé et à la conservation de la vie de l'homme ;
car si le soleil, source principale de la chaleur et de la lumière, en
est le vivificateur, le froid est bien le rénovateur et le conservateur
du règne organique. Mais un excès de l'un ou de l'autre est contre
l'intégrité de son état physiologique et peut même lui être mortel.
On peut en dire autant des saisons, comme l'expérience l'a démontré, tandis que la chaleur exagérée de l'été, surtout accompagnée d'une grande sécheresse, donne naissance à des désordres
épidémiques d'une certaine nature, comme nous l'avons si terrible-
ment éprouvé l'été dernier, un hiver rigoureux est aussi invariablement fatal pour les épidémies d'un autre genre ; les premiers
sont caractérisés par les maladies de l'appareil digestif, tels que le
choléra, la fièvre jaune, la dysentérie, etc.; les secondes par celles
de l'appareil respiratoire, classe de maladies si bien connue en
Europe.

Dans les tropiques comme dans les régions tempérées, une des
causes les plus puissantes de la métrite puerpérale ou non puerpérale est sans contredit :

L'action du froid. — Je n'ai pas la prétention d'expliquer le
mode d'action du froid dans la production des maladies, parlons des faits. On ne sait pas encore pourquoi dans un cas de
refroidissement c'est plutôt un organe qu'un autre qui s'enflamme, mais il est bien reconnu que l'action *subite* du froid,
surtout accompagné d'humidité, a une influence inniable sur la
genèse des phlegmasies, et que pendant la menstruation la femme
est infiniment plus sensible à l'action du froid, et ses effets se font
sentir de préférence sur les organes générateurs. La première mani-

festation de l'effet fâcheux et redoutable du froid consiste dans une perturbation de la fonction menstruelle, et surtout la suppression brusque de ce fluide, par l'immersion des pieds dans l'eau froide ou posés nus par terre pendant les règles au moment qui précède immédiatement leur apparition : de là les cas les plus fréquents et les plus intenses de la métrite aiguë, même chez les vierges.

Il est plusieurs manières par lesquelles les femmes peuvent être exposées aux influences fâcheuses du froid, et quoiqu'il soit bien démontré qu'elles ne sont pas toujours suivies de troubles dans la santé, même pendant les règles, il est incontestable que dans certaines conditions spéciales et indéterminées il y a des femmes qui ne peuvent pas résister à l'action du froid. En sortant du théâtre, en mangeant une glace, en prenant un bain froid ou encore en portant des linges humides, une femme peut être saisie d'une métrite aiguë, d'une fluxion de poitrine ou d'autre affection phlegmasique, tandis qu'une autre peut faire tout cela sans inconvénient, ou elle en sera quitte pour une légère indisposition. Il est difficile d'expliquer tous les caprices de l'organisme humain; toujours est-il qu'une femme doit se méfier du froid, surtout pendant les règles. Combien de femmes, par leur profession, sont exposées constamment au contact de l'eau froide pendant ou dans l'intervalle de leur époque! Il y a des médecins qui, adoptant le traitement hydrothérapique, prescrivent l'emploi de l'eau froide de toutes manières, en injections, douches, etc., même pendant l'apparition des règles. Dans ce moment, un praticien anglais très-distingué soigne tous les troubles de la menstruation en posant des vessies contenant de la glace sur la portion inférieure de la région dorsale et de toute la région lombaire de la colonne vertébrale! Ce traitement paraît très-héroïque, je n'en puis rien dire par ma propre expérience, mais les observations publiées par l'honorable praticien donnent de bons résultats.

L'influence fâcheuse de l'action du froid peut être aussi expliqué d'une autre manière, savoir : la suppression brusque de la perspiration soit par l'eau, soit par l'air froid, ou ce qu'on appelle vulgairement chaud et froid. Cela arrive le plus souvent en sortant des endroits échauffés et mal aérés, et ce n'est pas autant par l'action constante du froid que par les variations brusques de la température qu'a lieu cette influence fâcheuse sur l'économie : on comprend qu'en été on soit plus susceptible à cette influence qu'en hiver. Comme je l'ai dit, une grande portion des maladies dans l'Inde, surtout parmi les Européens, sont attribuables au *froid*, et cela s'explique par les habitudes qu'ils adoptent et par leurs vêtements, qui ne sont pas tout à fait conformes au climat et au changement brusque des saisons. Aussi, quoique le froid soit d'une nature conservatrice pour la vie en général, il devient dans certaines conditions un agent puissant dans la production des maladies. Ceci est applicable à tous les climats, et une circonstance qui favorise beaucoup ces perturbations dans la santé de la femme, c'est le mode ou la nature de leur costume, sur lequel je me propose de dire quelques mots sous le titre de :

Vêtements. — La mode, cette reine despotique du monde civilisé, a toujours trouvé des sujets soumis, et les femmes fidèles aux caprices de ce despote suivent tous les changements périodiques dictés par sa fantaisie, malheureusement trop souvent au préjudice de leur propre intérêt et à ce qui est au-dessus de tout, leur santé. Combien de femmes altèrent ou détruisent ce don précieux de la nature pour satisfaire aux conventions capricieuses de la société ! et ceci est tellement vrai, que les femmes même de ceux qui sont considérés comme les gardiens de la santé publique ne font pas exception. Dans cette affaire, le mari n'a aucune autorité, et lorsqu'il veut offrir un avis non sur la mode, mais au point de vue prophylactique, ses sollicitations sont presque toujours repoussées, et la mode seule sera scrupuleusement suivie. Telle est la société civilisée non-seulement de notre époque, mais de tous les temps, et si nous devons juger de l'influence de la mode par le temps actuel, nous en pouvons conclure qu'elle régnera toujours et au-dessus de tout.

Il y a une partie du costume de la femme qui joue un grand rôle dans le monde, mais, si elle est avantageuse au commerce, elle ne l'est pas à la santé, je veux parler de la crinoline.

La crinoline peut-elle être nuisible à la santé? Certainement. A-t-elle quelque influence sur la production de la métrite ou autres maladies utérines ? C'est ce que nous tâcherons de démontrer.

Si le froid a quelque influence dans la genèse des maladies en général, il me semble que nous trouvons ici un médium qui, par sa forme de cloche et la nature de sa structure, favorise singulièrement l'action du froid sur le corps et n'offre aucune garantie contre les inclémences de la saison : de là ces perturbations si fréquentes dans la santé générale de la femme, et les maladies de matrice en particulier. Je ne parle ici que des femmes qui ne prennent pas la précaution de combattre cet inconvénient en garantissant leurs membres inférieurs contre l'action redoutable du froid.

Si la crinoline est nuisible aux femmes hors de l'état puerpéral, nous pouvons nous imaginer son influence désastreuse sur la grossesse, état qui rend la femme plus que jamais susceptible à toutes causes morbifiques, et surtout à l'action du froid, qui en sont mortellement frappées à leur accouchement. J'ai vu des femmes porter religieusement leur crinoline jusqu'à l'apparition des premières douleurs de la parturition !

A propos des vêtements, je ne peux pas mieux faire que citer les lignes suivantes, empruntées à la *Lancet*, le premier journal de médecine en Angleterre : « Il y a dans nos vêtements des particularités qui favorisent beaucoup l'opération du froid : les enfants sont les moins capables d'y résister, mais leurs parents, fidèles à la déraison du public en cette matière, les habillent comme s'ils étaient les plus forts ; leurs vêtements sont incomplets, particulièrement autour des jambes et des bras ; les parties les plus extrêmes et qui ont le plus grand besoin d'être protégées sont précisément celles qui sont le plus exposées. Les vêtements des femmes sont aussi décidément incapables de servir de garantie suffisante contre les jours froids de l'hiver. » Que dire des toilettes de bal ? rien assurément en leur faveur au point de vue hygiénique ; et voici un fait assez triste, navrant, que racontait tout récemment un journal de Paris (1) et qui doit servir comme exemple contre de telles imprudences : « Parmi les plus jolies personnes qu'on remarquait au bal travesti des Tuileries (2) figurait au premier rang Mlle Alice Robin, charmante en son costume d'Italienne, fraîche, heureuse et toute resplendissante de santé. Elle avait 20 ans, et la vie s'ouvrait devant elle pleine de promesses et de sourires. On l'a enterrée hier à la Madeleine. En sortant du bal, le froid de la nuit tomba sur ses épaules, insuffisamment couvertes ; elle se mit au lit toute frissonnante, et elle ne s'est pas relevée. Hier on l'a portée au cimetière, morte de la mort du bal dont parle le poëte. Connaissez-vous rien de plus navrant ! » Et combien ne voit-on pas de tristes exemples de ce genre, où la jeune fille en pleine santé, de beauté et d'espérances, ainsi sacrifiées à cette déesse orgueilleuse qu'on appelle la Mode ! Mais si généralement les vêtements portés dans les climats tempérés ne sont pas suffisants pour garantir le corps, on tombe parfois dans une erreur contraire. Il y a des personnes qui portent toujours, été comme hiver, des vêtements suffisants pour les garantir du froid de la région polaire, et qui rendent ainsi la peau plus susceptible encore aux variations de la saison.

Dans l'Inde aussi le sujet des vêtements n'est pas suffisamment étudié au point de vue hygiénique : là, comme ici, la mode règne en souveraine (pas pour les indigènes, qui portent des costumes qui ne changent jamais de mode), mais pour les Européennes, qui, avec le même zèle, suivent la mode d'Europe ou plutôt celle de Paris, avec quelques modifications exigées par le climat. Mais, se fiant à la chaleur naturelle du pays, les dames sont toujours très-légèrement vêtues, et, comme la chaleur est quelquefois intolérable, elles cherchent des soulagements dans la brise de la mer ou dans les brises fraîches qui règnent parfois après le coucher du soleil, ou bien

---

(1) *L'Événement*, 21 février 1866.
(2) Qui a eu lieu il y a dix jours.

elles se créent, pour ainsi dire, un climat dans l'intérieur de leur habitation par des moyens artificiels, et elles parviennent à avoir un abaissement considérable de la température.

Ces moyens consistent à agiter l'air de l'intérieur avec des punkahs (1) ou thermantidotes (2), machines bien connues des voyageurs européens qui habitent les Indes. Joint à cela, l'air est rendu encore frais et humide par des nattes en paille ou vétivert placées sur une ou plusieurs portes et fenêtres, et humectées toute la journée et parfois toute la nuit avec de l'eau fraîche, ce qui constitue le plus grand bien-être des Européens dans l'Inde, et on peut dire le seul moyen de rendre la vie supportable pendant les mois de la plus grande chaleur; mais si ce procédé de réfrigération est considéré comme un grand bien-être, il a aussi ses inconvénients, et, à mon avis, rien n'est plus funeste à la santé, comme nous l'avons vu en discutant l'action du froid sur le corps. Je dois remarquer ici que les indigènes n'usent pas de ces moyens factices, et je crois avec raison.

De plus, par une bizarrerie inexplicable, si ce n'est la fureur de suivre la mode répandue en Europe, de rendre les visites de cérémonie dans la journée et aux heures où le soleil est le plus ardent, sans réfléchir que ce qui est faisable dans un climat ne peut l'être impunément dans un autre. La vérité de ce fait a été plus d'une fois tristement attestée. Dans combien de cas n'a-t-on pas pu attribuer la cause d'une maladie grave, même suivie de mort plus ou moins éloignée, à un sentiment de frisson ressenti peut-être pour la première fois en rendant une visite et s'installant au devant ou audessous d'une de ces machines à vent lorsque le corps est peut-

---

(1) Un grand éventail en bois, couvert de toile, suspendu au plafond et mis en mouvement de va-et-vient par un domestique.

(2) Un instrument ressemblant beaucoup et peut-être construit d'après le modèle de la machine employée pour séparer les grains de leurs cosses ou bien aux rames d'un bateau à vapeur. Cet instrument, adapté à une porte ou une fenêtre, est aussi mis en mouvement par des domestiques, mais c'est un mouvement de rotation de haut en bas, par lequel l'air déjà refroidi par évaporation, est lancé partout dans l'intérieur.

être encore baigné de sueur ! Pour mon compte, j'ai vu plusieurs cas
de phlegmasie utérine et même de phthisie pulmonaire ainsi déterminée.

Les habitants européens, dans l'Inde, sont toujours légèrement
vêtus de tissus qui sont plus ou moins bons conducteurs du calorique : or la physique nous apprend qu'un bon conducteur de calorique est aussi un médium pour le libre passage du froid du dehors au dedans ; il en résulte que le corps ainsi vêtu est insuffisamment garanti contre les alternatives brusques de la chaleur ardente
du soleil, d'une part, et la température basse de l'atmosphère intérieure des habitations, de l'autre. Mais comment peuvent résister les
indigènes à l'influence de cette chaleur torride de leur pays tout en
étant dans un état de nudité presque complète? C'est une question
qui se présente naturellement à l'esprit. Ici encore nous sommes
obligés d'avoir recours à la physique, mais de l'associer cette fois à
celle de l'anatomie physiologique.

De cette triple science, nous apprenons que cette immunité est
due à l'intensité de la coloration de leur peau ou plutôt au développement plus accentué de la couche malpighienne (couche pig-
menteuse) de l'enveloppe membraneuse du corps. Dans la race
blanche, cette coloration est bornée à la couche malpighienne,
tandis que chez les nègres elle s'étend jusqu'à la couche cornée de
l'épiderme. Or la physique nous enseigne encore que tous les
corps possèdent plus ou moins le pouvoir de rayonnement, suivant
la couleur et la nature de leur surface. Par ce fait même, la peau
d'un nègre étant noire, ce pouvoir est plus grand chez lui que chez
les blancs ; la peau de ceux-ci au contraire laisse passer facilement
à travers ses tissus, même jusqu'aux organes profonds, une grande
proportion des rayons calorifiques. En un mot, la peau noire est un
mauvais conducteur de calorique, tandis que la peau blanche en est
un bon. Il en résulte que l'Européen est plus susceptible aux variations de la température ambiante, et qu'il doit être par conséquent
plus sensible au moindre abaissement de la chaleur, même étant
toujours vêtu.

Donc, ce n'est pas à la plus grande épaisseur de la peau des nègres qu'est due cette immunité, comme on le pense généralement, mais bien à leur complexion. Nous voyons aussi que les Européens des Indes ne sont pas mieux garantis contre les vicissitudes climatériques par leurs vêtements que par leur constitution, et en se reportant à ce qui a été décrit à propos de l'action du froid dans les pays chauds on comprendra plus facilement sa manière d'agir.

La crinoline peut agir aussi par la compression ou la constriction qu'elle doit nécessairement exercer sur l'abdomen et ses contenus, soit par son propre poids, soit comme agent constricteur, causant ainsi une gêne dans les fonctions des différents viscères, et comme les organes pelviens ne sont pas exemptés de cette influence vicieuse, la matrice à son tour est nécessairement affectée de plusieurs façons, fonctionnellement et structurellement, sans compter les déviations diverses auxquelles elle peut être exposée.

Le corset. Plusieurs auteurs ont exagéré l'influence du corset sur le développement des phlegmasies utérines ; d'autres n'ont pas attaché assez d'importance à ce sujet. Certains disent que l'usage de cet article de toilette n'a aucune influence fâcheuse, du moins sur la matrice.

Aux premiers, je répondrai qu'il est bien certain que l'usage du corset seul ne peut pas engendrer directement une inflammation de la matrice, mais il peut agir comme cause indirecte sur son développement.

Aux seconds je dirai qu'en écartant la possibilité de la production d'une métrite aiguë ou chronique par l'usage du corset, on tombe dans une erreur opposée à la première, et on serait très en faute de permettre l'usage du corset, bien qu'une malade ne soit atteinte que d'une simple congestion de l'organe utérin, car, si elle persiste à porter son corset, cette congestion, qui était d'abord simple, deviendra inflammatoire, simulant tous les symptômes d'une métrite franche ; entre celle-ci du reste et la congestion inflamma-

toire de la matrice il n'y a qu'une différence légère qui n'est pas
toujours facile à déterminer.

Quant à la troisième opinion dont nous avons parlé, si l'on réfléchit un peu, on voit qu'il est impossible d'éprouver une gêne de
la circulation et des fonctions des viscères sans suites fâcheuses,
ne serait-ce même qu'une congestion de la matrice. Comme nous
l'avons vu, cet état pathologique est très-rapproché de l'inflammation, et par l'influence d'une cause quelconque elle peut devenir
une véritable métrite.

Je sais bien que l'usage du corset seul n'est pas toujours préjudiciable à la santé; cela dépend de la manière dont on le porte. Il
est évident qu'on ne peut exercer une astriction ou compression
prolongée sur une partie du corps quelconque avec impunité. Pourtant il y a des femmes qui portent constamment leur corset sans
inconvénient apparent; mais si on examine de près leur santé on
les trouvera pour la plupart toujours souffrantes et sujettes à divers
maux parfaitement attribuables au mauvais usage du corset, comme
les hyperémies viscérales simples ou inflammatoires, la métrite
chronique ou l'engorgement de l'utérus, les déplacements viscéraux,
les hémoptysies, les épistaxis, les écoulements utéro-vaginaux, et
même la phthisie pulmonaire, sans compter les mille affections nerveuses auxquelles elles sont assujetties et qui rebutent tous les
efforts de la science. Mais ici je préviendrai l'objection que l'on
peut me faire en répétant ce que j'ai avancé plus haut, c'est qu'aucun de ces états pathologiques ne suffisent par eux seuls pour produire une métrite franche, ni une maladie phlegmasique ailleurs;
toutefois ils produisent une telle altération dans l'économie que les
influences pathogéniques trouveront un terrain tout préparé pour
la germination ou le développement de cet état morbide connu sous
le nom d'*inflammation* qui peut se manifester sous la forme d'une
métrite aiguë.

On pourra juger de l'influence fâcheuse et puissante de l'usage
du corset sur l'économie par le fait suivant, cité par le Dr Tilt :
« Lorsque l'empereur Nicolas de Russie desserrait son corset, le col-
lapsus brusque des viscères comprimés était tel qu'il a toujours

occasionné une prostation extraordinaire de ses forces (1). » Il n'est pas rare qu'une femme en desserrant son corset se trouve mal : combien de fois n'est-il pas arrivé qu'un médecin est appelé à soigner une dame évanouie, dans un état alarmant ou de mort apparente, embarrassant tous ceux qui l'entourent. Le médecin seul, connaissant la cause, est calme, et avec sang-froid desserre le corset ; la patiente revient à elle comme par enchantement, et un peu à l'étonnement de tout le monde? Un hasard comme celui-ci suffit dans certain cas pour faire la réputation d'un débutant et la fortune d'un autre.

Il y a des femmes qui amincissent leur taille de telle façon que je suis étonné qu'elles puisse vivre avec tous leurs organes ainsi comprimés ; il y a même des femmes enceintes qui portent leur corset jusqu'à leur accouchement, et elles sont étonnées de faire une mauvaise couche ou de donner le jour à un enfant chétif, à peine vivant et peut-être difforme !

La profession. — A-t-elle quelque influence sur la pathogénie de la métrite? Certainement, mais toujours dans les conditions indiquées plus haut et comme une des causes multiples indirectes qui peuvent déterminer la maladie. Il est reconnu aujourd'hui que les maladies ne se déclarent pas sous l'influence d'une seule cause, mais de plusieurs qui se combinent pour leur développement et leur localisation ; et comme l'étiologie d'une maladie consiste dans l'ensemble de plusieurs éléments, nous verrons que la profession des femmes peut constituer un des éléments dans la genèse des maladies utérines, et même de la métrite aiguë et chronique.

La profession des femmes au point de vue étiologique et même social est un sujet qui mérite bien des considérations non-seulement des médecins, mais des philanthropes et des moralistes de tout genre.

Les femmes les plus sujettes aux maladies utérines sont notable-

---

(1) Ouvrage cité, p. 203.

ment les damès de comptoir, les couturières, les modistes, les fleuristes, les polisseuses, les blanchisseuses, les repasseuses, etc. ; en un mot, toutes les professions qui exigent que la femme soit continuellement assise ou constamment debout. Un de nos grands philosophes modernes, avec sa prévoyance habituelle, a bien dit que : « La femme ne peut travailler longtemps, ni debout, ni assise, le sang lui remonte, la poitrine est irritée, l'estomac embarrassé, la tête injectée. Si on la tient longtemps debout comme la repasseuse, ou celle qui compose en imprimerie, elle a d'autres accidents sanguins. Elle peut travailler beaucoup, mais en variant d'attitude, comme elle fait dans son ménage en allant et venant ; il faut qu'elle soit mariée » (1).

De tout temps, en Angleterre comme en France, les surveillants de la santé publique ont toujours montré un louable intérêt pour le bien-être des ouvrières, et il n'y pas longtemps qu'une enquête faite à Londres sur la condition physique des couturières et des modistes a eu pour résultat de faire connaître un état de chose extrêmement fâcheux.

Le sujet, à la première vue, est un peu en dehors de celui de ma thèse, mais comme on ne doit rien négliger de ce qui peut se rapporter à cette discussion et que je ne crois pas qu'il y soit tout à fait étranger, ce sera mon apologie pour avoir introduit ici quelques observations que j'emprunte au rapport de la commission publié dans la *Lancet* :

« Ces investigations ont fait sortir une masse d'informations précieuses à l'égard d'une large et importante classe d'employées, parmi lesquelles les couturières et les modistes sont celles qui réclament le plus puissamment les sympathies de la législature et celles du public en général. Le nombre des couturières et des modistes dans la Grande-Bretagne, suivant le dénombrement de 1861, montait à 370,218. Quelque grand que paraisse ce nombre, il constitue moins que la moitié de la population qui gagne leur subsistance par l'ai-

---

(1) Michelet, *La Femme*, p. 34.

guille. Un quart des jeunes filles employées dans la profession de modiste ou de couturière, en Angleterre et en Galles, ont au-dessous de 20 ans, et plus de la moitié de celles employées à Londres sont de l'âge de 15 à 25 ans. Le dérangement auquel la santé de cette classe est spécialement exposée prend un aspect beaucoup plus sérieux, au point de vue social, lorsqu'on considère le jeune âge de ces ouvrières. La santé détériorée dans la jeunesse est, il y a beaucoup de raisons de le croire, fréquemment permanente, et en cas de mariage est apte à exercer un effet des plus défavorables sur la progénie » (1).

Je n'ai pas eu l'opportunité de m'informer si de pareilles enquêtes sont faites en France ; mais les ouvrages ne manquent pas, et notamment ceux de MM. les professeurs Tardieu et Bouchardat, pour témoigner l'intérêt qu'on prend au bien-être de l'ouvrière et de la part des surveillants de la santé publique et de celle du gouvernement. Dans le *Dictionnaire d'hygiène publique* de M. le professeur Tardieu il y a un excellent article sur ce sujet qui mérite bien d'être étudié.

En comparant les rapports et les ouvrages des deux pays, on voit que l'ouvrière est à peu près placée dans les mêmes conditions physiques et morales. J'emprunte au livre de M. Michelet les paragraphes suivants, par lesquels on verra que la *misère*, dans tout le sens de ce mot, non-seulement au point de vue des inconvénients de la pauvreté, mais, comme l'a si bien nommé M. le professeur Bouchardat, la misère réelle, la misère physiologique (2), est la source commune de presque toutes les maladies des femmes comme celles des hommes.

« L'ouvrière de l'aiguille s'est trouvée en Angleterre si subitement

---

(1) *The Lancet,* 21 janvier 1865.

(2) Dénomination donnée par l'éminent professeur pour exprimer un état de vitalité insuffisante pour satisfaire les besoins de l'économie, état qui peut être trouvé aussi bien chez les gens entourés de tous les comforts de ce monde comme chez les classes moins privilégiées.

affamée que plusieurs sociétés d'émigrations s'occupent de favoriser son passage dans une des colonies : les nôtres, que deviennent-elles ? Elles ne font pas grand bruit, elles meurent de faim, voilà tout ; la grande mortalité de 1854 est tombée sur elles.

« Dans le grand métier général qui occupe toutes les femmes (moins un petit nombre), le travail de l'aiguille, elles ne peuvent gagner que 10 sous. Pourquoi ? Parce que la machine à coudre, qui est encore assez chère, fait le travail à 10 sous ; si la femme en demandait 11, on lui préférerait la machine. Et comment y supplée-t-elle ? elle descend dans la rue : voilà pourquoi le nombre des filles publiques enregistrées, numérotées, n'augmente pas à Paris, et je crois diminue un peu » (1).

Enfin, j'emprunte au livre de M. le professeur Bouchardat sur le travail une note de M. Simon sur l'ouvrière :

« S'il y a une chose que la nature nous enseigne avec évidence, c'est que la femme est faite pour être protégée, pour vivre, jeune fille, auprès de sa mère, épouse, sous la garde et l'autorité de son mari ; l'arracher dès l'enfance à cet abri nécessaire, lui imposer dans un atelier une sorte de vie publique, c'est blesser tous ses instincts, alarmer sa pudeur, la priver du seul milieu où elle puisse vraiment être heureuse » (2).

D'après ce tableau, démontrant la condition physique, morale et sociale de l'ouvrière, ne voyons-nous pas le grand secret de tant de maladies auxquelles les femmes sont assujetties ? « La métrite, dit M. Nonat, frappe indistinctement toutes les femmes, quelle que soit leur rang et quelle que soit leur profession. Toutefois on ne saurait nier qu'elle ne soit plus commune chez les indigentes, qui subissent souvent la double influence de la misère et du vice, et chez les femmes dont la vie est trop molle et trop sédentaire. »

Nous devons maintenant être mieux préparés à rencontrer dans la pratique les nombreuses maladies utérines qui affligent les

---

(1) Ouvrage cité, p. 32.
(2) J. Simon, *L'Ouvrière,* p. 81.

femmes, les accidents d'accouchements, les hémorrhagies, les métrites, et d'autres affections puerpérales.

Les plaisirs vénériens. — Lorsqu'on réfléchit que le désir vénérien est un désir naturel et physiologique, dicté par l'instinct, on se demande pourquoi et comment sa gratification peut être nuisible à la santé, et la source de tant de maladies dont le corps humain est affligé ?

Ce n'est pas l'exercice normal, modéré ou physiologique, de cette fonction si importante au bien-être de l'individu qui nuit à la santé; mais, comme dans tout autre excès, c'est par son exercice immodéré, anormal, dénaturé, et dont l'influence fâcheuse sur l'organisme change un bonheur en une affliction impitoyable.

Dans notre système, chaque organe a son rôle spécial et physiologique à remplir ; il est évident que quelque soit la manière dont il est dérangé, soit l'exagération, soit la suspension d'une fonction quelconque ce dérangement ne tardera pas à faire ressentir son influence morbifique d'une manière plus ou moins accentuée sur l'organisme entier ; nous pouvons dire de même pour la fonction des organes générateurs chez l'homme comme chez la femme.

On a beaucoup exagéré l'influence des rapports sexuels dans la pathogénie des maladies utérines; mais, d'un autre côté, on a traité ce sujet si légèrement qu'il y a des médecins qui permettent à leurs malades de les pratiquer, même pendant l'existence d'une maladie grave de l'utérus. Mais, si le coït est un acte physiologique, comment produit-il des maladies? C'est ce que nous allons tâcher de démontrer.

Ce n'est pas ici le lieu de parler de l'influence du coït sur les maladies en général; je me bornerai seulement à ce qui concerne la genèse de celle qui nous occupe.

Les effets fâcheux produits par les excès vénériens se portent tout d'abord et principalement sur le système nerveux, manifesté par un affaissement simultané des forces physiques et des facultés intellectuelles.

D'autres accidents ne tardent pas à se montrer, et les troubles du système nerveux s'observent dans toutes les variétés. Or, si le système nerveux est le vivificateur ou le modificateur du système circulatoire, comme le disent les physiologistes, le sang est à son tour le nourricier du système nerveux ; il faut donc conclure que la fonction de l'un ne peut être troublée sans affecter l'intégrité de la fonction de l'autre.

A ces troubles dynamiques fonctionnels succèdent des lésions matérielles, et les sujets ainsi affectés sont plus ou moins sensibles à toutes les influences morbifiques, climatériques ou autres. Nous allons maintenant examiner le mode d'action des rapports sexuels sur l'organe utérin dans la pathogénie des phlegmasies utérines.

Il y a, pendant le coït, chez les deux sexes, une excitation générale, accompagnée d'éréthisme et d'une véritable hyperémie physiologique, portée sur tout l'appareil générateur, état analogue à celui observé chez les femmes à chaque nisus menstruel ; mais, si l'acte est prolongé ou trop souvent répété, cette hyperémie, d'abord simple, physiologique, peut devenir pathologique, et ainsi préparer la matrice à devenir le siége d'une phlegmasie. Ce dernier résultat est plus à craindre lorsqu'il y a une disproportion très-marquée entre le membre viril et les parties génitales de la femme, surtout lorsque la femme a un bassin étroit et le canal vaginal court et rétréci : dans ce cas, les rapports sexuels sont suivis d'accidents locaux traumatiques, tels que les contusions du col de l'utérus et les déchirures de la vulve ou du vagin, produisant ainsi une vulvite ou une vaginite compliquée ou suivie d'une métrite aiguë.

Mais il n'en est pas toujours ainsi, et la femme, au lieu d'une maladie grave, peut en être quitte pour une simple congestion utérine plus ou moins permanente ou un écoulement habituel (leucorrhée) : c'est ce qu'on remarque le plus souvent chez les filles publiques, ou même chez les femmes mariées qui abusent des plaisirs de l'amour, surtout vers l'époque menstruelle. Et cela n'a pas échappé à l'illustre philosophe Michelet, qui, avec sa sagacité ordinaire, a remarqué qu'on ne doit marier la jeune fille que dix jours après le travail de l'ovulation, c'est-à-dire pendant la semaine calme, sereine, stérile, qu'elle a entre les deux époques (Raciborski, p. 133, 1844).

A propos de ce sujet, le D' Scanzoni a remarqué que les excès vénériens de toutes natures, chez les femmes, peuvent être compris parmi les causes les plus fécondes de la genèse de la métrite chronique, qui peut devenir une métrite aiguë par la moindre cause excitante, et il condamne la coutume si répandue en Allemagne, et importée d'Angleterre, de voyager immédiatement après la noce, ou comme on le fait dans certaines classes de la société, où les nouveaux mariés se promènent toute la journée, et prolongent la noce pendant des jours entiers, préparant ainsi un terrain pour le développement d'une métrite chronique, sinon d'une métrite aiguë ou subaiguë. On a observé aussi que les fausses couches sont plus communes chez les nouvelles mariées : cela dépend autant des circonstances que nous venons de citer que d'autres causes, telles que l'âge, le développement incomplet de l'organisme en général, et celui de l'appareil générateur en particulier. Heureusement, quoique M. Michelet pense que la femme est née pour la souffrance, il n'en est pas toujours ainsi, et nombre de femmes commettent mille imprudences qui n'ont rien de funeste pour leur santé, tandis que chez quelques-unes le système utérin peut être si sensible qu'une métrite subaiguë suive immédiatement le premier rapport sexuel, lors même que les limites de la discrétion ne sont pas dépassées.

Avant de quitter le sujet des rapports sexuels, je désire montrer qu'il y a une fausse notion très-répandue, même dans le monde médical, sur le désir vénérien, qu'on croit beaucoup plus fort chez les habitants des pays chauds que chez ceux des régions tempérées : il n'en est rien ; au contraire, selon les récits des voyageurs arctiques, rien ne peut être comparé à la lubricité des tribus sauvages de ces régions, dont les passions brûlantes contrastent fortement avec un paysage toujours couvert de glace, comme leur ardent Hécla entouré de neige à son pied (1).

---

(1) Tilt, ouvrage cité, p. 289.

La masturbation. — Si les rapports sexuels sont capables de produire tant d'effets fâcheux dans l'organisme de la femme, que pourrons-nous dire de l'onanisme et des autres exercices vénériens artificiels ou dénaturés ! Par le fait même qu'il est un acte contre nature, le désir vénérien reste insatiable et il peut être prolongé pendant un temps indéfini, et la dépense nerveuse est proportionnellement beaucoup plus grande. Nous ne devons donc pas être surpris que l'acte vénérien, surtout la masturbation, exigeant une si grande dépense de vitalité, devient nuisible au plus haut degré.

La masturbation est un vice malheureusement trop répandu, surtout chez les jeunes personnes qui approchent de l'âge de la puberté. Elle est pratiquée même par les personnes mariées ou vivant conjugalement pour éviter la conception, pratique assez dangereuse à la santé, sans compter la question de son immoralité.

Un trait caractéristique des maladies nées des excès vénériens et de la masturbation, c'est la *chronicité.* Ces maladies ont généralement une marche lente, progressive, et elles portent presque toutes le cachet d'une altération profonde de l'organisme entier.

Le mariage et le célibat. — D'après ces détails, on serait tenté de croire que le mariage est préjudiciable aux femmes, et qu'il est la source d'une grande portion, sinon de toutes les maladies auxquelles elles sont sujettes. Malheureusement cela est incontestable dans quelques cas, mais, d'un autre côté, on peut démontrer que le mariage judicieusement dirigé, loin d'être nuisible, est un véritable bien ; mais aussi, comme tout bien, il peut devenir une grande affliction moralement et physiquement lorsqu'on abuse du privilége matrimonial.

Il est vrai que le mariage expose la femme aux dangers dont sont exemptes les non-mariées ; néanmoins les dangers d'une vie rigoureusement célibataire sont infiniment plus grands, non-seulement à l'égard de la santé individuelle, mais aussi quant aux intérêts des populations entières à tous les points de vue, physique, intellectuel moral, et même politique ou social. A cette cause funeste on peut souvent attribuer la dégradation des races et la chute de certaines nations.

Toutes les femmes mariées ou non-mariées sont sujettes à certaines affections utérines communes, et il est bien démontré par les auteurs que même les filles vierges peuvent en être affectées.

Pour vérifier ces faits, je demande la permission de citer les observations suivantes, empruntées à la *Lancet*.

Deux particularités de notre condition sociale nous apparaissent comme prédominance des maladies des organes générateurs des deux sexes. La première nous présente les différentes époques de la vie hâtées par la manière d'élever les enfants; les goûts et les sentiments anticipés d'une période sur l'autre font des jeunes gens avant l'âge de garçons à peine sortis de l'école, et des demoiselles de petites filles encore sur les bancs de leur pension. Si la précocité n'est pas le but de notre système actuel d'éducation, il en est certainement le résultat.

Nous ne pouvons nous empêcher de voir l'absurdité qu'on a de considérer les femmes comme autant de machines : nous avons journellement les preuves que les grandes fonctions de notre corps et les grands sentiments de l'âme agissent réciproquement les uns sur les autres, nous voyons que le cancer provient de mauvais commerce sexuel, l'épilepsie et autres maladies du mauvais amour, et la folie du désappointement; nous voyons plus que d'autres que le célibat dans les hautes classes de la société est une chose qui ne supporterait pas un examen sérieux; qu'au meilleur point de vue le célibat renferme ou engendre la prostitution des femmes, et que cette prostitution est en elle-même une vertu comparée aux vices de sentiment ou d'habitude qu'une vie célibataire imposée tend à engendrer (1).

Ce n'est pas ici le lieu de parler des conditions sociales du mariage ou du célibat pour l'homme et pour la femme, ni de mentionner les motifs religieux de certaines personnes qui adoptent et conservent une vie célibataire; toujours est-il qu'au point de vue salutaire l'homme marié a un avantage incontestable : il est moins exposé à devenir malade, sa vie a plus de chance de durée que celle

---

(1) *The Lancet*, 31 décembre 1864.

des célibataires. La femme, bien que placée dans des conditions moins avantageuses, et malgré les dangers de la grossesse de l'accouchement et de l'allaitement, se trouve cependant dans des rapports analogues à l'égard des filles non-mariées (1).

Ainsi nous pouvons conclure que d'une manière générale la vie conjugale est salutaire et même prophylactique, tandis que le célibat est contraire à la santé et au bien-être de l'homme comme de la femme.

Mais un mariage précoce ou peu judicieux, c'est-à-dire avant que le corps ait atteint son développement et que les fonctions aient complété leur évolution, ou un mariage tardif, peut être une cause puissante dans la genèse des phlegmasies de la matrice. Dans le premier cas, il y aura plus de chance d'avortement à cause de l'immaturité de l'organe de la gestation qui est par conséquent incapable de retenir le produit de la conception, et dont une métrite aiguë ou subaiguë est presque fatalement le résultat.

Les mariages tardifs sont moins fréquents et moins fatals pour les avortements ou fausses-couches; mais, en revanche, c'est l'accouchement soit spontanée, soit artificiel, qui est à redouter; et ceci est facile à comprendre, les tissus sont fermes, rigides, peu résistants, les contusions et les déchirures des parties génitales en sont par conséquent le résultat, produisant ainsi des métrites aiguës et faisant pressentir le développement des maladie chroniques de la matrice.

Fécondité et stérilité. — Si la fécondité a ses dangers, la stérilité, qui résulte souvent d'une affection diathésique ou d'une maladie utérine franche ou latente, peut devenir à son tour une cause efficiente de l'inflammation de l'utérus.

Ayant démontré que le mariage est prophylactique, la grossesse, loin d'être une cause de la maladie utérine, doit avoir une influence heureuse sur la santé de la femme; mais malheureusement il n'en

______

(1) Becquerel et Beaugrand, *Traité d'hygiène*, 1864.

est pas toujours ainsi, car l'état actuel de la société civilisée est rempli de conditions et de circonstances qui ne sont pas tout à fait favorables à un tel résultat, et l'instinct vénérien, qui doit être dompté pendant la grossesse, est satisfait quand même, et une métrite aiguë produite par un avortement ou une mauvaise couche en est presque invariablement le résultat.

Si la grossesse a une influence de bien-être sur la santé, il est évident que la stérilité, lors même qu'elle n'aurait aucune influence directe sur la matrice, les causes générales, physiques et morales, qui déterminent cet état peuvent retentir sur l'organisme; et le désespoir de ne pas avoir d'enfants agaçant l'esprit, les troubles nerveux se montrent, et la femme tombe dans un état de cachexie générale qui, influant sur la matrice, tend à entretenir les conditions morbides causes primitives de la stérilité, lesquelles, sous l'influence d'une cause quelconque, tel que le froid ou les moyens mécaniques, employés pour la curation de la stérilité, peuvent engendrer une inflammation dans l'appareil utérin.

On a dit que les habitants des pays chauds sont plus prolifiques que ceux des contrées septentrionales; cela n'est pas exact : par exemple il est bien reconnu que les Irlandaises et les montagnardes de l'Écosse sont plus fécondes que les Anglaises, et que les paysannes de cette dernière nation le sont plus encore que les habitantes de Londres. On peut en dire autant pour les provinces et les grandes villes de toutes les contrées du monde.

Le Créateur, tout bienveillant, a semé les graines de la vie dans l'un comme dans l'autre pays, et, si les femmes ne sont pas également fécondes, cela dépend de mille autres causes que du climat; quelques-unes, physiologiques ou pathologiques nous sont connues, et elles sont plus ou moins remédiables; quant aux autres, le sujet de la génération restera toujours enveloppé d'éternel mystère et sous l'influence des lois fixes et immuables que ni la science ni aucune puissance humaine ne peut approfondir. La Bible, ce livre des livres, nous apprend que « les choses que l'on voit sont temporelles, et c'est seulement les choses que nous ne voyons pas qui sont éternelles. »

J'ai été frappé de ces faits en contemplant la nature apparemment capricieuse de la fonction génératrice dans l'espèce humaine : il y a des femmes qui sont bien conformées, d'une bonne constitution, et en apparence jouissant de la meilleure santé, n'éprouvant rien du côté de l'appareil générateur et qui n'ont jamais été fécondes : pourtant que ne donneraient-elles pas pour avoir un enfant, un garçon, un héritier !

Dans l'Inde, la stérilité est considérée comme un grand malheur, et la passion des femmes pour les enfants est telle que lorsqu'elles sont stériles elles permettent les concubines à leur mari. Ceci est aussi autorisé par leur religion, et les enfants de ce lit sont autant chéris de la famille que s'ils appartenaient à la femme légitime.

Il y a des femmes dans une condition tout à fait défavorable, maladives, toujours souffrantes, toujours en traitement pour une affection utérine ou pour une autre, et qui sont toujours en état de grossesse ; il y en a d'autres qui font tout pour éviter la conception et qui deviennent enceintes malgré toutes leurs précautions. Ne voyons-nous pas ici une cause prédisposante d'une métrite puerpérale, une fièvre puerpérale ou autre affection puerpérale ?

Il y a des femmes, soit congénitalement, soit par des opérations chirurgicales, chez lesquelles les organes générateurs, même à vue d'œil, sont tout à fait en état d'exclure la possibilité de l'imprégnation et qui sont devenues enceintes.

Un fait remarquable de ce genre a été cité par la *Lancet*. Une femme est opérée pour une fistule vésico-utérine, par M. Lane, chirurgien distingué en Angleterre ; dans cette opération, le col de la matrice a été inclu dans la vessie, et le résultat de l'opération, c'est-à-dire la fermeture de la fistule, a été si parfaite que le flux mensuel, ne pouvant s'écouler par sa voie ordinaire, faisait sa sortie par l'urèthre : malgré cela, cette femme est devenue enceinte. L'histoire médicale raconte, et je connais moi-même des faits bien remarquables démontrant le caprice et la nature mystérieuse de la génération. Il y a des femmes mariées qui ont cohabité avec leurs maris pendant dix, quinze ou vingt ans, sans fruit, et le couple vit ainsi ayant perdu tout espoir de postérité. Un jour, sans s'en douter, la femme se trouve enceinte.

Il y a d'autres femmes encore qui ont vécu conjugalement un grand nombre d'années sans issue, et qui, devenues veuves, se remariant ou cohabitant avec un autre homme, ont eu des enfants. Assurément il y a dans tous ces faits quelque chose de caché, d'insaisissable, d'incompréhensible, pour notre intelligence, et je dirai avec le D' Bennet : « La puissance divine a confié aux femmes stériles un rôle à accomplir dans le monde et qui ne serait pas accompli si toutes les femmes étaient douées d'enfants. »

Le voyage. — Nous avons ci-dessus fait allusion à la mode si répandue en Allemagne et en Angleterre de faire un voyage plus ou moins long immédiatement après la noce ; nous allons ici examiner sa manière d'agir dans la production des phlegmasies utérines.

M. le professeur Pajot a indiqué dans une de ses leçons obstétricales l'influence fâcheuse du voyage sur la matrice, non-seulement chez les nouvelles mariées, mais aussi chez les femmes déjà vieilles et qui sont devenues enceintes.

En réfléchissant à ce qui peut arriver après les premiers approchements sexuels chez une jeune femme vigoureuse et d'ailleurs en bonne santé, il est plus que probable qu'elle deviendra enceinte, les règles s'arrêtant ou du moins ne paraissant pas à l'époque attendue. La jeune mariée a quelques autres signes obscurs de la grossesse ; mais, au bout de huit ou quinze jours, les règles reparaissent, et comme il n'est pas rare de voir des femmes ainsi irrégulières, on n'y fait pas attention ; mais, selon toute probabilité, elle a été enceinte, et, au lieu de la réapparition des règles, c'est un avortement qui a lieu. Les choses se passent ainsi, mois sur mois, année sur année, et la femme est regardée non pas comme sujette à des séries d'avortement, mais à des conséquences physiologiques propres à la vie conjugale. Or quel est le résultat de tout cela ? La matrice, déjà le siége d'une forte congestion par l'excitation vénérienne trop fréquente, et les accidents inséparables du voyage, suivis d'avortements, devient singulièrement préparée pour le développement d'une métrite aiguë.

Cet état de choses est peut-être plus commun qu'on le pense, et lorsqu'un médecin est consulté dans pareils cas il doit plutôt croire à un avortement qu'à une simple irrégularité dans la fonction menstruelle.

Les avantages et les désavantages des voyages par le chemin de fer ou autre locomotion et leur influence sur la santé sont un sujet assez intéressant ; mais ce n'est pas ici le lieu d'entrer dans ces détails ; je dirai seulement quelques mots sur l'effet du voyage sur la matrice et les accidents inévitables qui en résultent.

Le Dr Prosper Piétra, dans un article publié il y a quelque temps sur l'effet du voyage par le chemin de fer sur la santé publique, dit, en parlant d'une manière générale, que cette manière de voyager est extrêmement avantageuse à la santé, les accidents étant beaucoup plus rares par ce système de locomotion que par aucun autre. Cela peut être vrai à l'égard des personnes robustes, mais, lorsqu'il s'agit d'une convalescente, rien n'est comparable à l'ancienne mode.

Si l'on se rend compte des accidents inséparables du voyage quel qu'il soit, il est évident qu'il y a certaines conditions où le voyage est nuisible aux femmes, puisqu'elles sont exposées à des inconvénients qu'elles n'auront pas en restant chez elles. J'ai déjà indiqué l'influence du voyage sur la nouvelle mariée : or il faut admettre qu'il y a certaines conditions qui exigent un repos absolu ou relatif, ou, si la femme entreprend un voyage, les effets fâcheux sur la matrice seront inévitables ; par exemple dans les cas suivants : pendant les règles, surtout si la femme est déjà atteinte d'une affection utérine ; la femme enceinte de trois ou quatre mois, même plus tard, si elle a déjà fait des avortements ou fausses couches ; et enfin pendant le cours d'une maladie phlegmasique de l'utérus.

Le Dr Tilt dit : « Beaucoup de femmes qui souffrent, même modérément, d'affections inflammatoires de l'utérus, éprouvent une aggravation de douleurs par un mouvement brusque quelconque. Il n'est pas surprenant que le voyage en chemin de fer augmente beaucoup les souffrances de la malade. J'ai reconnu, dit-il, qu'un long voyage par ce système avait produit un accouchement prématuré, une hémorrhagie, dans des cas de cancer et de tumeur fibreuse, et aggravé considérablement une métrite interne » (1).

Si le système du chemin de fer produit des effets si désastreux, que dira-t-on de l'ancienne mode, par laquelle le corps était exposé à des secousses auprès desquelles celles du chemin de fer paraissent insignifiantes ?

Les émotions morales ont été parfaitement reconnues comme causes de la métrite et autres affections utérines par la plupart des auteurs qui ont écrit sur les maladies de la femme, et cela ne doit pas nous étonner lorsqu'on étudie sa constitution et quand on réfléchit qu'une femme, par sa nature même, est si impressionnable, que la moindre contrariété l'agace, comme il faut très-peu de chose pour lui plaire. La joie, la peur, le chagrin l'affectent beaucoup plus que l'homme, et si les émotions ne durent pas longtemps chez elle, leurs effets néanmoins se font assez sentir sur son organisme et ne tardent pas à se concentrer sur l'organe le plus faible, la matrice. Celle-ci étant affectée soit directement, soit par réflexion, devient en quelque sorte le foyer de toutes sortes de troubles, fonctionnels et organiques, et à son tour elle lance pour ainsi dire ses dards pathogéniques sur les points les plus éloignés du centre morbide. Chez l'homme, ces émotions morales retentissent plutôt sur le cœur, qui est dans la vie animale non-seulement le centre physiologique, mais le principal agent de la circulation. Mais chez l'homme on peut aussi le regarder sous un autre point de vue.

« Le cœur, dit M. Claude Bernard, n'est pas seulement le moteur vital qui lance dans toutes les parties de notre corps le liquide san-

---

(1) Tilt, ouvrage cité, p. 19.

guin qui l'avive, il est aussi le siége et l'emblème des sentiments les plus nobles et les plus tendres de notre âme. » Ainsi compris, le cœur a un rôle beaucoup plus important qu'on ne saurait l'apprécier à première vue dans l'organisme de l'homme, et lorsqu'il devient un foyer pathogénique il retentit plutôt sur le cerveau, et il produit, soit sur le cerveau même, soit par réflexion sur les autres organes, des accidents autrement graves que ceux qui affligent les femmes. Cherchons l'explication de cette différence.

D'abord, il est reconnu que plus d'hommes que de femmes meurent par les maladies du cœur, et malgré tout ce qu'on a dit, dans un langage plus ou moins pittoresque, l'organisation de la femme est tout à fait distincte de celle de l'homme. Anatomiquement, physiologiquement et intellectuellement, on peut la regarder comme un être à part ; socialement même, elle a son rôle spécial et non moins important que l'homme ; mais si, par les caractères spéciaux, l'homme et la femme sont des êtres distincts, ils sont *un* par l'âme qui les lie, même à Dieu, auteur tout-puissant de notre existence et de tout ce qui est vivant et non vivant.

Les auteurs qui ont écrit sur les femmes, soit au point de vue philosophique, soit médical, ont des idées étranges et même bizarres à propos de la nature et de la constitution de la femme : *Homme imparfait, homme non développé*, etc., etc. Mais quiconque observe peut dire avec le poëte lauréat d'Angleterre :

> « Man is not woman non developed,
>   But, man diverse. »
>   TENNYSON.

> «La femme n'est pas l'homme non développé,
>   Mais l'homme diversifié. »

Dès le jeune âge on peut observer une différence marquée entre l'homme et la femme, et M. Michelet, dans son style toujours si touchant, a ainsi décrit les enfants des deux sexes : «Les petites filles, dans la légèreté de leur âge, sont déjà bien plus posées ; elles sont aussi plus tendres. Vous ne les verrez guère faire du mal à un petit

chien, étouffer, plumer un oiseau ; elles ont de charmants élans de
bonté et de pitié. Les petits garçons sont tout autres: ils ne jouent
pas longtemps ensemble ; s'il ont commencé d'abord à faire une
maison, le garçon voudra bientôt qu'elle devienne une voiture ; il
lui faut un cheval de bois qu'il frappe et qu'il dompte. Alors la
petite fille jouera à part : il a beau être son frère ou son petit mari,
quand même il serait plus jeune, elle désespère de lui, se résigne à
sa solitude et joue avec sa poupée (1). »

Du reste, M. le professeur Robin nous apprend que, même à l'état
de cellule, la femme est différente de l'homme, car dans les appareils de l'un et l'autre sexe il naît des ovules mâles appartenant à
l'homme et des ovules femelles qui viennent de la femme, et ces
ovules ont déjà les caractères distinctifs de leur sexe.

Semblable et en même temps si dissemblable dans leur nature,
la constitution de l'homme diffère beaucoup de celle de la femme,
et cette différence est bien marquée dans les maladies de chacun,
sans compter les maladies des organes générateurs ou celles qui ont
leur origine dans les fonctions spéciales et propres à chaque sexe.

L'homme est d'une constitution plus forte, plus rigide que celle
de la femme ; il est en général moins sensible, tandis que la femme
est femme, par son organisme qui est plus délicat et plus excitable,
par ses fonctions physiologiques ; la circulation est plus faible, la
respiration se fait différemment ; sa marche, son éducation, ses
aptitudes, et même sa manière de voir les choses sont différentes.

La physiologie-pathologie nous apprend que nous ne devons pas
regarder les maladies comme une chose étrangère à l'organisme ;
elles sont les modifications ordinaires des forces dynamiques, et,
quoique la matrice ne soit pas un organe essentiel à la vie, ses relations avec les autres organes vitaux proprement dits sont si intimes,
spécialement avec le cerveau, que l'influence des impressions morales peuvent suffire pour produire des troubles notables dans la
menstruation, une fausse couche, un accouchement prématuré, et

---

(1) Michelet, *La Femme,* p. 105.

même les autres accidents graves de l'état puerpéral, qui sont si souvent les causes directes d'une métrite aiguë ou même d'une mort rapide et douloureuse.

L'action funeste des émotions fortes est surtout marquée pendant la grossesse et la période menstruelle ; les faits de ce genre ne manquent pas, surtout dans une grande ville, pour vérifier cette observation. J'ai lu dernièrement dans un journal le fait suivant :

Un petit garçon de 3 ans est tombé d'un troisième étage sur le pavé la tête la première ; il a perdu connaissance, mais par les soins qu'il a reçus il est revenu deux jours après ; la mère était dans un état de grossesse avancée ; elle a éprouvé une telle commotion en voyant tomber son fils qu'elle lui a donné, avant l'heure, un petit frère parfaitement constitué, du reste, et bien portant.

Parmi les émotions morales, la peur et les chagrins, surtout les chagrins prolongés causés par des revers, ou le désappointement en amour, agissent d'une manière plus funeste sur l'organisme de la femme, en provoquant dans les fonctions circulatoires ou nerveuses des troubles subits, ou plus ou moins prolongés, dont il peut résulter un ensemble de désordres dans l'organe générateur, qui prennent tantôt le nom de *congestion*, tantôt celui d'*inflammation*.

Combien de fois n'a-t-on pas rencontré des cas de troubles de la menstruation suivis d'affections utérines chez des jeunes filles, qui peuvent être attribués à l'influence d'un désappointement dans leurs affections. L'effet produit peut être tel que le flux mensuel s'arrête, et tous les troubles cérébraux et nerveux peuvent survenir. Ainsi voyons-nous souvent des cas de folie, de mélancolie, des hallucinations ou des aberrations d'esprit.

Les émotions morales pendant la grossesse peuvent agir nonseulement sur la matrice, mais sur le produit de la conception, amenant des difformités les plus bizarres et parfaitement attribuables aux frayeurs soudaines, réelles ou imaginaires.

Enfin, ce ne sont pas seulement les émotions qui affectent ainsi la femme, il y a aussi les idées fixes, les bonnes et les mauvaises pensées, les nobles et les bas sentiments, en un mot, tout ce qui agit puissamment sur son moral peut retentir sur l'appareil utérin, et ainsi déterminer les affections variées et multiples de l'organe.

Les tumeurs et les maladies du voisinage de l'utérus agissent aussi sur le développement de la métrite aiguë, soit par la congestion active qu'ils appellent et qu'ils entretiennent vers l'utérus, soit par leur influence directe sur l'appareil utérin. Parmi ces causes morbides on peut compter, la *constipation* habituelle, surtout quand elle est longue, opiniâtre, quelle que soit d'ailleurs sa cause. C'est plutôt la constipation que la chaleur qui est à redouter dans les pays chauds; j'ai déjà signalé que les Européens, dans l'Inde, sont plus ou moins sujets à cet état pathologique, état développé non-seulement par la chaleur produisant une sécheresse dans le canal intestinal par l'appel constant vers la peau, manifesté par une perspiration abondante; mais aussi par leur régime beaucoup trop sec et excitant, et par leur vie sédentaire.

La constipation est le grand supplice des femmes, surtout des dames européennes dans l'Inde, et on peut dire qu'elle est la cause efficiente ou déterminante de presque toutes les maladies auxquelles elles sont sujettes.

Les maladies du grand et petit bassin du squelette, comme celles des parties molles, telles que les phlegmasies des os, le périoste, les caries, les nécroses et le ramollissement de la colonne vertébrale et du bassin, les tumeurs cancéreuses, tuberculeuses, les hématocèles, les hétérocrinies du péritoine, les phlegmons péri-utérins et de la fosse iliaque, ou une maladie de l'ovaire, les polypes, les tumeurs fibreuses, peuvent déterminer une métrite en agissant directement ou indirectement sur l'utérus soit par propagation, soit par d'autres causes mécaniques produisant une gêne dans la circulation et entretenant ainsi une congestion vers l'appareil utérin.

Toutes les femmes, surtont dans la classe aisée, sont, par leurs habitudes sociales, presque autant exposées aux maladies du rectum qu'à celles de l'utérus. Les tumeurs hémorrhoïdales, chez les femmes, atteignent quelquefois un volume énorme, surtout à chaque garde-robe, saignant copieusement, et ainsi sapant la santé générale.

Ici l'action pathogénique est la même que celle des états morbides ci-dessus indiqués. Nous avons encore l'état de la chloro-anémie, produite par les hémorrhagies, mode d'action qui, dans la genèse de la métrite, a été déjà expliqué. Quelquefois, mais rarement, on voit la métrite développée par l'extension de l'inflammation de la vessie ou du rectum, et la vaginite, soit simple, soit blennorrhagique, peut aussi devenir le point de départ d'une métrite par propagation ; mais, dans ce cas, la phlegmasie est le plus souvent limitée au col de la matrice, et principalement à sa surface externe, qui est aussi le siége des ulcérations.

La suppression de certains flux critiques physiologiques ou pathologiques peut devenir une cause de l'inflammation de l'utérus, telle que les hémorrhoïdes, le flux cataménial, la perspiration, les exutoires et même les flueurs blanches. J'ai vu un cas de métrite aiguë déterminé par la suppression brusque d'une leucorrhée, et je suis convaincu que cela est plus souvent la cause d'une inflammation subaiguë de la matrice qu'on serait tenté de le croire, surtout chez les sujets scrofuleux ou goutteux : mais, en réfléchissant combien l'un peut agir sur l'autre, la difficulté de comprendre son mode d'action n'existe plus.

Ces reflux retentissent non-seulement sur la matrice, mais aussi sur d'autres viscères, produisant ainsi les hypérémies ou même une inflammation subaiguë de l'organe. De tels effets ne sont pas rares à l'époque de la ménopause ou âge critique de la femme. L'année dernière, étant à la campagne, j'ai été témoin d'un fait de ce genre chez une paysanne âgée de 45 à 46 ans, laquelle, les règles s'étant arrêtées, fut saisie d'une métrite subaiguë et d'une dyspnée avec tous les phénomènes d'une congestion pulmonaire. Par des moyens assez énergiques, ces symptômes ont disparu, laissant une toux sèche qui tourmentait beaucoup la malade. Le médecin qui la soignait a ordonné un petit vésicatoire large comme une pièce de 5 francs sur le bras et l'y laissa demeurer. Après quelque temps, la toux et les autres phénomènes disparurent, et la malade se croyant tout à fait guérie, laissa sécher son vésicatoire ; mais elle ne tarda pas à être reprise des mêmes symptômes, quoique moins intenses. Elle recommença le même traitement et avec le même succès, et dernièrement le vésicatoire, au lieu d'être mis à demeure, fut posé seulement à chaque époque où les règles doivent paraître, et aujourd'hui, malgré la cessation du vésicatoire et quoique le flux mensuel n'ait pas reparu, la malade ne tousse plus, les phénomènes utérins ont aussi disparu, et elle est maintenant en jouissance de sa santé habituelle,

Lorsqu'une inflammation de la matrice survient pendant le cours d'une autre affection, accompagnée d'une hétérocrinie soit de l'organe même, soit ailleurs, on est plutôt tenté de la mettre sur le compte du traitement employé qu'à la suppression de la maladie primitive. Ainsi il est maintes fois arrivé que la suppression d'une leucorrhée a été attribuée aux injections irritautes, lors même qu'elles étaient aussi faibles que possible. Je ne nie pas que dans quelques cas particuliers, l'action irritante des injections ne soit pour quelque chose dans la production de la phlegmasie, mais je reconnais aussi qu'il y a ce qu'on appelle les sauvegardes, ou, mieux encore, les soupapes de la vie, désignées ainsi par M. le professeur Trousseau ; mais je ne suis pas partisan de la doctrine qui prétend que, lorsqu'un de ces états morbides existe, il ne faut pas le guérir. C'est une erreur : seulement il ne faut pas le supprimer trop rapidement, et il faut tâcher de le guérir en attaquant les sources de ces états pathogéniques, telles que les affections chroniques, diathésiques ou autres.

Les déplacements utérins. — Il est à désirer que la question sur les déplacements utérins dans toutes ses variétés, comme causes ou conséquences de la métrite ou autres affections utérines soit aujourd'hui bien déterminée. Mais malheureusement il se présente de temps en temps des difficultés insurmontables. Dans le cas de la coexistence d'une déviation et d'une métrite aiguë ou chronique, comment dire laquelle des deux a précédé l'autre ? Toutefois, quoique dans la grande majorité des cas les déplacements utérins, surtout l'abaissement, soient les résultats d'une inflammation ou d'un

engorgement de l'utérus, ils peuvent à leur tour donner naissance
à une métrite, soit en gênant la circulation utérine, soit en appor-
tant quelques troubles dans la fonction menstruelle, ou en augmen-
tant la sensibilité de l'appareil générateur tout entier.

La métrite traumatique. — Sous ce titre je comprends l'inflammation utérine produite par les plaies accidentelles ou faites par le
chirurgien, soit par la présence des corps étrangers dans l'utérus,
introduits avec ou sans intention coupable, ou pour la curation
d'une maladie utérine, tels que les pessaires, les redresseurs, les
sondes, etc., etc.

La métrite peut être due aussi à la propagation à l'utérus de
l'inflammation produite par des plaies sur les organes sexuels externes, les chutes sur le bassin ou sur le ventre, et les violences de toute
nature dans la région hypogastrique ou vaginale peuvent être la
source de phlegmasies utérines. Les opérations chirurgicales sur la
matrice, soit dans l'état de vacuité, soit de la gestation, pourront
être rangées parmi les causes les plus puissantes de la métrite aiguë.
Il va sans dire que les plaies accidentelles de l'utérus sont fort rares
hors de la grossesse, à cause de la position de l'organe. La rupture
spontanée de la matrice dans l'état de vacuité est simplement impossible, et je ne connais aucun fait cité à cet égard.

Parmi les opérations chirurgicales qu'on pratique le plus communément sur la matrice hors de l'état de la gestation, sont le cathétérisme utérin, les cautérisations, la dilatation, et l'incision de son
col, l'introduction des redresseurs dans la cavité utérine, les injections intra-utérines, etc., et quoique on ait beaucoup exagéré leurs
effets fâcheux sur la matrice, il est incontestable que ces opérations sont de celles qui constituent des causes assez fréquentes de
la métrite.

Dans ces derniers temps, ces opérations ont été beaucoup vantées,
surtout la dilatation et l'incision du col utérin pour la curation de
la stérilité et de la dysménorrhée ; mais avec quel degré de succès ;
les observations manquent pour le démontrer. Les cas de succès
sont presque toujours publiés, mais les non succès sont générale-

ment passés sous silence ; et pour un cas heureux combien n'y a-t-il pas de malheureux ; non-seulement la stérilité n'est pas guérie, d'autres accidents épouvantables ont suivi les tentatives mécaniques pour la curation d'un état pathologique presque toujours irrémédiable.

Ce n'est pas ici le lieu de discuter le traitement propre à la stérilité, ni les mérites relatifs d'une méthode sur une autre ; mais il me semble qu'en vérité, dans certains cas, le remède est souvent pire que la maladie, et pas toujours justifiable.

Cela n'est pas étonnant lorsqu'on réfléchit, que ces deux états pathologiques, la dysménorrhée et la stérilité, sont souvent le résultat de l'inflammation ou autres lésions matérielles de l'appareil générateur.

Cette inflammation est généralement chronique, soit primitivement, ou consécutive à une métrite aiguë.

Or, il est évident que toutes les tentatives mécaniques sur l'organe ainsi affecté auront la tendance plutôt de ranimer que d'éteindre l'inflammation, qui reste pour ainsi dire dormante, et souvent sans aucune suite fâcheuse immédiate, si ce n'est de produire la stérilité, plus supportable encore qu'une métrite et qui ne compromet pas la vie de la femme.

Ayant ainsi longuement insisté sur les causes physiologiques et pathologiques, générales et locales de la métrite et des autres phlegmasies utérines, on peut résumer toute l'étiologie de ces affections par tout ce qui est susceptible de porter ou d'entretenir une congestion sanguine sur les organes générateurs ; et par une susceptibilité naturelle de l'utérus, chez certaines femmes de s'enflammer pour la moindre cause : on appelle cette susceptibilité individuelle, une prédisposition, idiosyncrasie, ou par un autre nom ; toujours est-il qu'il y a des femmes dont la matrice n'est jamais sujette à l'inflammation.

J'ai été frappé plus que jamais de la vérité de ce fait en suivant la clinique des salles d'accouchements : on y voit des femmes qui à leur entrée à l'hôpital, paraissent en bonne santé, et qui sans aucune cause appréciable, hors de la parturation même naturelle, deviennent tout d'un coup malades soit d'une fièvre puerpérale, soit d'une métrite aiguë ou d'autre affection grave ; il y en a d'autres, au contraire, qui, en apparence, maladives et incapables de supporter le moindre choc, sortent de l'hôpital sans aucun accident, même après une couche difficile ou instrumentale. Ces cas se présentent constamment dans la pratique, soit dans les hôpitaux, soit dans la ville.

L'hiver avant le dernier, il est entré dans la salle d'accouchements à l'hôpital des Cliniques, dans le service de M. le professeur Depaul, une jeune femme de 25 ans, bien constituée multipare, et ayant été renversée dans la rue par un omnibus ; elle était enceinte et près de son terme. Cette femme ayant été immédiatement prise des douleurs de la parturition, avait été transportée à l'hôpital où elle a accouché quelques heures après de deux jumeaux robustes et parfaitement constitués, sans accident ni pour la mère, ni pour les enfants, quoiqu'elle ait été frappée dans le ventre par le timon de l'omnibus courant ! La suite de sa couche a été aussi heureuse, et elle a quitté l'hôpital parfaitement rétablie.

Avant de quitter l'étiologie des métrites, je me propose d'examiner si la matrice, par sa structure ou ses *conditions anatomiques*, est plus susceptible que les autres organes de la femme d'inflammation. Je ne ferai que rappeler brièvement les points de l'anatomie, physiologie de l'organe, avec ses annexes, qui seront nécessaires pour l'explication des altérations morbides, en ce qui concerne les phlegmasies utérines et leurs complications.

Nous avons déjà signalé que la matrice étant l'organe le plus faible de la femme, presque toutes les influences pathogéniques retentissent sur ce viscère. Cela n'est pour ainsi dire que relatif, mais anatomiquement ne signifie rien, du moins en ce qui concerne une métrite pure et simple, et hors de l'état de la gestation.

On sait que tous les tissus doués de vaisseaux et de nerfs sont plus ou moins susceptibles d'être enflammés ; mais pour la matrice, je ne vois pas de raison pour que, hors de l'état de la grossesse, elle soit plus sujette à l'inflammation que les autres parties de l'organisme de la femme. Au contraire, par sa structure même et d'autres conditions anatomiques, sa position, etc., on peut dire qu'elle doit être plus à l'abri de cet état pathologique.

Pour M. Sappey, contrairement aux idées de quelques autres anatomistes, la matrice n'est qu'une dépendance des ovaires et des oviductes, une sorte de réservoir dans lequel le produit de la fécondation séjourne temporairement, c'est simplement l'organe gestateur, tandis que c'est l'ovaire qui est l'organe essentiel et qui domine tout l'appareil génital de la femme.

Le Dr Henry Bennet, prétend que, dans l'état physiologique de la femme, c'est la matrice qui imprime sur sa physionomie ce qu'elle est sexuellement et même individuellement. Avec déférence je dirai : C'est plutôt à l'ovaire qu'est due cette influence particulière, comme chez l'homme c'est le testicule qui le rend ce qu'il est, et imprime sur lui les traits caractéristiques de son sexe. Dans l'un et l'autre cas, l'absence des testicules et des ovaires, change tout à fait la nature de l'individu comme dans l'ennuchisme.

La matrice occupe la ligne médiane dans le bassin entre la vessie et le rectum, et la direction de son axe varie suivant le degré d'ampliation que présente la vessie. L'axe de la matrice suit généralement la direction de celui du bord supérieur du bassin, de sorte que chez une femme debout le fond de la matrice est dirigé en haut et en avant, l'axe du col est situé sur le prolongement de l'axe du corps. La matrice n'est pas flottante dans le bassin, mais bien fixée et maintenue en place par ses ligaments, qui l'attachent aux parois de l'excavation du bassin, et par les parois du vagin, qui, dans l'état physiologique, sont apposées de telle sorte que la matrice est pour ainsi dire supportée par une colonne musculaire implantée dans le périnée; mais avec tous ses moyens de fixité, la matrice a un certain degré de motilité, et elle ne devient flottante que chez les femmes qui ont eu des enfants ou un déplacement de l'organe : ces cas, et surtout les grossesses répétées, ont pour effet d'allonger les ligaments larges qui tendent à retenir ce viscère en place.

L'utérus est fourni d'une tunique externe ou séreuse qui est une dépendance du péritoine; d'une tunique interne ou muqueuse,

d'une tunique moyenne ou musculaire d'une nature toute particulière, ses fibres étant si intimement enchevêtrées les unes aux autres
qu'il est impossible de les séparer. Toutes ces couches sont réunies
par une petite quantité du tissu cellulaire. Les vaisseaux sanguins et
lymphatiques entrent aussi dans sa composition, et le nombre et le
diamètre de ses nerfs ne sont pas en proportion du volume de ce
viscère. Ceci peut expliquer le peu de sensibilité de l'organe dans
l'état normal. Mais quoique, en dehors de certaines conditions, la
quantité du sang soit peu abondante dans l'organe utérin, celui-ci
est encore, parmi tous les organes de la femme, un de ceux dont la
circulation est le mieux assurée contre les influences qui tendent à
détourner le sang de ses parois.

La structure du col de la matrice est fondamentalement la même
que celle du corps de l'organe, mais elle diffère par la présence
d'une plus grande quantité du tissu cellulaire et par un plus grand
degré de vascularité; les follicules qui tapissent la membrane muqueuse intra-cavitaire du col sont aussi beaucoup plus nombreuses :
de là une plus grande tendance de cette portion de l'organe utérin à
l'inflammation, qui s'y localise plus facilement.

M. le professeur Jobert de Lamballe, contrairement aux opinions
d'autres anatomistes, affirme que les nerfs de l'utérus ne descen-
dent pas tout à fait à la portion vaginale du col, et ainsi le professeur explique l'insensibilité de cette portion du col et l'absence
de douleurs dans les opérations même les plus sévères faites sur lui.

Ainsi nous pourrons conclure, par les études anatomiques de
l'utérus, que l'organe utérin par lui seul et dans l'état de vacuité,
est peu susceptible d'être enflammé où de devenir le siége des abcès
ou des collections purulentes; mais, en revanche, par la nature
même de sa structure, formé d'un tissu fibro-musculaire, l'utérus se
trouve prédisposé à l'hypertrophie ou métrite chronique.

Nous avons vu que la matrice est peu vasculaire, si ce n'est qu'à
la période menstruelle il y alors un flux sanguin vers l'organe,
constituant une véritable congestion. En dehors de la menstruation, la circulation artérielle et véineuse se fait très-lentement,
tandis que la circulation dans l'ovaire est extrémement active, et

c'est à cette circonstance et à l'abondance du tissu cellulaire qui entre dans sa composition que l'organe s'enflamme facilement et que ses inflammations passent rapidement à la suppuration.

Mais, si la matrice, en dehors de la menstruation et de la gestation, est peu susceptible d'inflammation, elle est singulièrement exposée par ses relations directes avec les autres parties du bassin à être enflammée par propagation ; car, bien que la matrice ne soit pas enveloppée par une couche épaisse de tissu cellulaire, ce tissu prédomine dans les organes qui l'entourent et dans toutes les parties molles de la cavité pelvienne.

Outre ce lien par le tissu cellulaire entre tous les organes pelviens et l'appareil génital de la femme, il y a entre les diverses portions de ce dernier un lien plus intime encore, constitué par les prolongements des fibres musculaires et les anastomoses inextricables entre tous les éléments du tissu utérin, des vaisseaux et des nerfs et ceux des organes dépendants.

Enfin la solidarité entre les différents organes de l'appareil générateur de la femme est incontestable ; ils constituent physiologiquement comme pathologiquement, même avec les mamelles, un seul appareil dominé par l'ovaire, de sorte qu'on ne peut agir sur une portion sans affecter l'autre.

Chez l'homme aussi cette solidarité entre les différentes portions de son appareil générateur est bien marquée, seulement les maladies qui le frappent ne sont pas traduites de la même manière que chez la femme. Cela dépend d'un fait anatomique qui explique cette différence. Chez l'homme, le testicule et l'épididyme sont en rapport avec une membrane séreuse d'une étendue limitée, tandis que chez la femme l'ovaire et la trompe, ses analogues, sont placés dans la séreuse péritonéale, la plus vaste de toutes les membranes séreuses.

Nous terminerons ici l'étiologie des phlegmasies utérines, et, ayant approfondi cette étude au point de vue physiologique, pathologique et anatomique, nous sommes en mesure maintenant d'étudier les autres caractères et traits de ces affections.

LA MÉTRITE

(PARENCHYMATEUSE).

Synonymes. — Inflammation de l'utérus, metritis, hysteritis.

DÉFINITION. — Quoique jusqu'à présent nous ayons appliqué le mot *métrite* indifféremment à toutes les phlegmasies utérines, il sera peut-être plus convenable de conserver ce nom uniquement pour l'inflammation du tissu propre de l'utérus, désignant les autres phlegmasies de l'organe d'après le tissu affecté. Nous avons déjà indiqué les raisons qui militent en faveur de cette distinction, et, à cet effet, nous adopterons la classification donnée au commencement de cette thèse.

La métrite simple non compliquée est donc bien l'inflammation du tissu parenchymateux de-l'utérus, sans y comprendre les membranes entre lesquelles il est situé; mais, pour bien apprécier la nature de cette lésion, il faut rappeler les caractères anatomo-physiologiques de ce tissu. Nous avons ici non-seulement le tissu musculaire, y compris la trame cellulaire et le réseau vasculaire qui l'accompagnent; de plus, il faut avoir présents à l'esprit tous les phénomènes ordinaires de l'inflammation, le rôle que cette dernière joue dans la pathologie générale, sa terminaison, etc.

La métrite peut être divisée, comme les autres phlegmasies de l'utérus, en aiguë et en chronique; mais, comme il n'est pas toujours facile de reconnaître les phénomènes de transition d'une variété à l'autre, nous la décrirons sous le nom commun de *métrite*.

La métrite parenchymateuse peut être encore rangée parmi les maladies locales, et elle peut constituer la maladie essentielle, protopathique, non diathésique, ou, comme nous avons vu, elle peut être deutéropathique, dépendant d'une diathèse ou affection générale, et on peut dire qu'elle est dans la pathologie utérine ce qu'est la pneumonie dans les affections pulmonaires.

La métrite puerpérale est la même que la métrite simple ; elle ne diffère que par sa cause et par l'ensemble de ses caractères extérieurs, sa marche, etc., etc.

LÉSIONS ANATOMIQUES. — Quoiqu'ici je doive me borner à des lésions de la métrite proprement dite, comme on les trouve rarement isolées, il sera presque impossible d'en parler sans comprendre les autres phlegmasies. De plus, le tissu musculaire, en général, est rarement affecté de l'inflammation, et la mort par la métrite aiguë, hors de l'état puerpéral, est un événement si exceptionnel qu'il manque des observations pour l'anatomie pathologique de cette lésion.

Mais comme le nombre d'actes morbides des diverses affections auxquelles notre organisme est fatalement exposé est très-restreint, toujours identique, et que chaque maladie ou chaque groupe morbide a sa manière spéciale d'imprimer son action dans l'économie : telles sont les hyperémies, les phlegmasies, les hémorrhagies, etc., tous les auteurs ont fondé leur description de la métrite aiguë sur les observations faites à l'autopsie des femmes en couches, et, par analogie, on a conclu que les altérations pathologiques d'une métrite aiguë simple sont les mêmes ou à peu près que celles de la métrite puerpérale, le type pour ainsi dire de la phlegmasie utérine, quelle qu'en soit la cause. Mais il n'est pas rare de trouver sur les femmes mortes d'autres maladies certaines altérations des tissus utérins qui sont propres à ce qui est compris sous le nom de *métrite chronique, hypertrophie* ou *engorgement chronique de l'utérus.*

Dans la pratique et dans les conditions ordinaires, il est difficile de reconnaître les vrais caractères de l'inflammation de l'utérus ; mais, si l'on ouvre une femme morte d'une métrite peu de jours après l'accouchement, on trouvera une augmentation notable du volume de l'utérus, avec d'autres caractères anatomiques incontestables de la phlegmasie de l'organe masqués par la rougeur et la tuméfaction de son tissu.

Le poids de l'organe est aussi augmenté, et peut être dévié de sa position normale comme résultat de l'inflammation, mais sa configuration générale reste la même. La paroi utérine gorgée de sang est d'un rouge plus ou moins foncé, suivant le degré d'hyperémie dont elle est le siége ; son tissu est tantôt dense et consistant, mais le plus souvent ramolli, et quelquefois le ramollissement est porté à un tel degré qu'il s'écrase facilement sous la moindre pression, et, en faisant une incision, on fait couler du sang ou un liquide jaunâtre plus ou moins chargé de sang, de pus ou de plasma fibrineux. Quelquefois le tissu cellulaire est considérablement injecté, et on y constate tantôt l'induration, tantôt le ramollissement ; quelquefois aussi il est le siége d'une infiltration séro-plastique qui permet de détacher facilement le péritoine du tissu utérin, mais on y voit rarement de suppuration. Lorsque cela a lieu, le pus se présente sous plusieurs aspects, tantôt il est dans l'état d'infiltration, tantôt il est réuni en foyers, et l'on observe aussi de petits abcès pustuleux disséminés çà et là dans le tissu propre de l'organe. Ces abcès isolés sont séparés les uns des autres par un tissu plus ou moins sain, et ils sont évidemment le résultat de l'inflammation phlegmoneuse.

Dans quelques circonstances particulières, on observe aussi de petits abcès sous-muqueux développés dans les follicules et les glandes du col utérin. On y rencontre aussi, comme résultat de la phlegmasie utérine, des ulcérations de la membrane muqueuse, et enfin quelques auteurs ont même signalé la présence de fausses membranes dans la cavité utérine.

La phlegmasie partielle de l'utérus est niée par certains auteurs, et en effet il est difficile de comprendre comment, dans un organe aussi limité que l'utérus, l'inflammation peut se porter exclusivement sur une petite portion seulement de son tissu. Dans quelques cas, le corps seul, ou le col seul de l'utérus, par certaines particularités anatomiques, peut être atteint isolément par l'inflammation, mais alors la fusion ne tardera pas à s'accomplir entre eux.

Toutes ces altérations peuvent être bornées à la matrice seule, mais souvent l'inflammation s'étend jusqu'à ses annexes, et nous retrouvons alors toutes les lésions que nous venons de décrire pour l'organe utérin. De plus, ces altérations, quoiqu'on les trouve presque constamment dans la métrite puerpérale proprement dite, sont aussi rencontrées de temps en temps hors de l'état de la grossesse.

Tels sont les caractères anatomiques de la métrite aiguë, puerpérale ou non puerpérale. Dans la métrite puerpérale, on trouve souvent d'autres lésions encore, telles que la gangrène, d'une étendue variable, les collections purulentes dans les veines et les vaisseaux lymphatiques de l'utérus, ou encore entre la surface externe de ce dernier et le péritoine qui la recouvre, etc., etc., lésions qui appartiennent plutôt à l'affection puerpérale qu'à la phlegmasie simple de l'organe.

« Pour la *métrite chronique*, les altérations produites dans la matrice, dit le Dr Von Scanzoni (1), sont très-difficiles à apprécier, même par l'autopsie, car l'état de congestion et d'augmentation de volume de l'organe, si évidents pendant la vie, et qui constituent les signes principaux de cette affection, disparaissent pour la plupart immédiatement après la mort, et si on joint à cela la confusion causée par les dissidences qui existent entre les médecins à l'égard de la nature réelle de cette maladie, les difficultés sont encore plus grandes, les uns englobant sous le seul et même titre les vestiges ou terminaisons de la phlegmasie aiguë, tandis que les autres ont confondu avec la métrite chronique certaines altérations qui peuvent être produites indépendamment de toute influence inflammatoire, et qui sont très-distinctes les unes des autres et par leur cause et par leur nature : telles sont l'hypertrophie partielle ou générale, avec induration du parenchyme de l'organe, la congestion ou hyperémie interne, et même le ramollissement, qui, comme on le sait, peut être produit non-seulement par l'inflammation, mais par d'autres causes très-diverses, comme le scorbut, les fièvres, les cachexies, etc. »

Somme toute, dans cette maladie complexe, l'utérus présente, outre les altérations ci-dessus décrites, les caractères suivants : engorgement et augmentation considérable de l'organe, souvent de la grosseur du poing d'un homme ; ses tissus, dépourvus de sang, sont pâles, secs, ressemblant au feutre ou à la viande bouillie. Mais

---

(1) *Die Chronische metritis*, 1863.

l'altération, que M. Scanzoni considère comme la plus importante de l'état de l'induration utérine, est la production excessive du tissu conjonctif avec l'augmentation considérable du tissu musculaire. En un mot, ce sont plutôt des lésions de nutrition de l'organe lui-même, désignées par l'éminent auteur *nutritions-storungen*, qu'une action nécessairement inflammatoire. Ceci nous amène à chercher à établir par d'autres caractères anatomiques ou symptomatiques, la vraie nature de la maladie à laquelle on a donné la désignation de métrite chronique.

Pour définir une métrite chronique, il faut d'abord entendre ce qu'est une inflammation chronique. Les pathologistes les plus distingués sont d'accord que cette dernière n'existe pas, du moins comme l'entendent quelques auteurs. Il y a dans le travail inflammatoire certains actes qui, avec peu de modification, se suivent les uns les autres dans un ordre naturel, régulier, invariable, traduits par des états morbides différents, et qui ne sont que des reliquats de ce travail inflammatoire, et c'est à ces reliquats que certains auteurs donnent encore le nom d'inflammation chronique. On pourrait en dire autant pour la métrite chronique, comme aussi pour l'hépatite chronique, la pneumonie chronique, etc. Mais parmi ces actes morbides qu'on trouve dans la métrite chronique il n'y en a qu'un seul qu'on puisse rapporter à l'action phlegmasique, c'est l'hypertrophie avec induration du parenchyme de l'utérus. Et encore, puisque nous avons vu cette lésion (hypertrophie) produite sous d'autres conditions que par la présence de l'inflammation préalable, il serait contre tous les principes de nosologie de lui assigner, pour cette unique cause, une place parmi les maladies phlegmasiques de l'utérus, par la même raison que l'on ne peut pas décrire l'hypertrophie du cœur sous le nom de cardite chronique, ni les autres altérations organiques, plasmatiques ou autres, qui résultent autrement que par un travail phlegmasique sous le titre d'inflammation. Donc la métrite chronique, dans la signification rigoureuse, n'existe pas, ou, lorsqu'elle succède à la métrite aiguë, il est probable que l'inflammation ne peut agir que comme une des causes de l'hypertrophie de la matrice, cette dernière n'étant par conséquent qu'une lésion secondaire qui se développe à la suite de l'impulsion donnée à la nutrition de l'organe par le stimulus inflammatoire.

La métrite chronique peut donc être considérée, et son nom l'indique, comme une maladie chronique de l'utérus : cette maladie étant d'une nature complexe, inflammatoire (subaiguë) ou non inflammatoire, est caractérisée par l'hypertrophie et l'augmentation du poids et du volume de l'organe tout entier; de plus, elle peut être caractérisée par diverses autres autres lésions, telles que l'ulcération, la suppuration, la métrite membraneuse, et l'hypertrophie et l'induration des glandes ou follicules muqueux de l'organe. Qu'elle succède à la métrite aiguë ou qu'elle s'établisse tout d'abord, elle doit être toujours regardée comme une affection grave, non parce qu'elle est dangereuse ou immédiatement mortelle en elle-même, mais parce que c'est une maladie d'une influence très-grande, son influence étant évidente non-seulement sur les organes sexuels de la femme, mais dans son économie tout entière. Elle a aussi une ressemblance frappante avec des maladies diathésiques auxquelles elle est si souvent associée, surtout en ce qu'elle est toujours difficile et longue à guérir et quelquefois même tout à fait incurable.

Mais, si la métrite proprement dite est une maladie comparativement rare, la métrite chronique est excessivement commune, et nous n'avons qu'à nous reporter au rôle important que joue l'appareil utérin dans la vie de la femme pour confirmer la vérité de ce fait. Son étiologie est en général la même que celle des phlegmasies utérines; elle se rattache surtout aux désordres de la circulation et de la menstruation, ou elle peut se développer à la suite d'une métrite aiguë. Toutefois, comme l'a remarqué le Dr Scanzoni, les excès vénériens de tous genres constituent des sources prolifiques de la métrite chronique, et la stérilité que l'on observe chez les filles publiques est souvent la conséquence de cette maladie.

Mais la cause la plus puissante de toutes, c'est la grossesse, car ici, quelle que soit la période, l'hyperémie, l'hypertrophie, et en conséquence l'augmentation du volume de l'utérus, constituent pendant toute sa durée l'état physiologique de l'organe ; mais si, après l'expulsion de ses contenus, la réaction utérine ne se fait qu'incomplétement, l'organe reste pour ainsi dire engorgé, et il devient alors le siége du travail anormal ci-dessus noté. Le même procédé, avec une différence de degré, peut être observé à chaque période cataméniale, car après tout les phénomènes de la menstruation sont analogues à ceux d'un accouchement, seulement en petit; il ne doit pas être surprenant alors que l'organe utérin devenant plus que jamais apte à contracter l'inflammation, si l'on y ajoute l'influence des relations sexuelles, cette aptitude sera encore singulièrement augmentée: de là ces rechutes et les récidives de la métrite que l'on observe pendant le cours de l'affection chronique de l'utérus.

Un autre caractère de la métrite chronique, c'est qu'elle est presque toujours produite sous l'influence d'une cause diathésique, et on peut la regarder comme favorable au développement d'autres actes morbides divers, et un fond permanent d'où résultent tant d'accidents de la puerpéralité, tels que l'accouchement ennuyeux, trop lent ou difficile, les hémorrhagies utérines, la rétention du placenta, etc., et les accidents post-parts ne sont pas moins importants, le retrait de l'utérus se fait mal, elle est lente, d'une durée longue, accompagnée de douleurs excessives, et des lochies plus ou moins fétides, muco-purulentes, même purulentes et plus ou moins chargées de sang.

De plus, dans sa marche, elle est marquée par des intermissions, ou plutôt des rémissions des symptômes les plus accentués de la maladie, mais pour reprendre encore dans toute leur intensité sous l'influence de la moindre cause. Parfois la rémission est si bien marquée qu'on est souvent tenté de croire à une guérison complète; mais bientôt se manifeste une rechute, et ainsi marche la maladie à travers des rémissions et des exacerbations plus ou moins nombreuses, pendant des mois et des années, quelquefois même pendant toute la durée de la vie.

Ainsi nous voyons que la métrite chronique, dévêtue de toute influence diathésique ou d'autre complication grave, est en elle-même parfaitement curable; mais lorsqu'elle a été négligée au début, et surtout si la malade n'évite pas les causes excitantes auxquelles elle est incessamment exposée, le mal devient alors opiniâtre, résistant obstinément à tous les moyens que l'on emploie contre elle.

Après ces considérations, il est évident que la dénomination *métrite chronique* n'est pas apte à donner une notion bien exacte de la nature réelle de la maladie en question, son étymologie est fautive, et comme la classe des phlegmasies chroniques est déjà presque disparue de nos nosologies, on doit aussi effacer le nom de *métrite chronique*; mais la grande difficulté est d'en substituer un autre plus en rapport avec la nature de cette maladie. A défaut d'un meilleur, je propose le nom de *métropathie*, ou peut-être conviendrait-il mieux d'adopter le mot *dysmétrie*, mot attribué à M. le D' Pidoux pour exprimer les lésions simples ou complexes des propriétés vitales, fonctionnelles et structurelles de l'organe utérin. Par l'un ou l'autre terme, la désinence *ite*, qui se rapporte toujours à l'inflammation, sera effacée.

Étiologie de la métrite. — Pour éviter ici la répétition des causes déjà détaillées, je demande la permission de renvoyer le lecteur à l'étiologie des phlegmasies utérines en général.

Symptomatologie. — Les symptômes de la métrite se traduisent par des phénomènes locaux et généraux communs à toutes les autres phlegmasies du corps; mais comme toutes les maladies consistent en une modification plus ou moins prononcée de la santé ou état physiologique de l'organisme, nous trouverons, outre les signes ordinaires de l'inflammation, des signes pathognomoniques ou propres à chaque tissu ou organe : les symptômes doivent consister alors tantôt en une exagération, tantôt en une diminution ou une modification spéciale de l'état physiologique de la partie affectée.

Pour les poumons, pour le cœur, grâce au stéthoscope et au plessimètre, on fait une sorte d'anatomie vivante, et on arrive presque infailliblement à diagnostiquer la nature des maladies appartenant à ses organes. Pour le foie, pour le cerveau, cela est moins facile; mais pour la matrice, grâce aux spéculums de diverses dimensions et au toucher, nous sommes en mesure de mettre à jour des lésions variées de cet organe, même chez les vierges; mais encore on n'arrive pas toujours à des résultats aussi satisfaisants que ceux de l'exploration des poumons et du cœur. Si je peux ainsi m'expliquer, ces organes peuvent être comparés aux instruments de musique, chaque lésion ayant son bruit caractéristique comme chaque note a son ton spécial.

Pour la matrice, nous avons toutefois un avantage sur tous les autres organes internes, car ici on peut voir à l'œil nu tout ce qui se passe; mais comme les éléments anatomiques de l'appareil géni-tal de la femme sont beaucoup plus intimement mêlés les uns avec les autres, l'état pathologique de l'un influe ur l'autre, de sorte que, dans la grande majorité des cas, il est impossible, du moins menta-lement, d'isoler le tissu malade. En outre, comme nous l'avons déjà dit, les symptômes sont à peu près identiques dans toutes les phleg-masies de l'organe, l'étiologie est presque la même, la thérapeu-tique, avec certaines modifications, sera par conséquent la même pour toutes.

De plus, la matrice, un organe si complexe de sa nature, est aussi si intimement liée, anatomiquement comme physiologiquement, avec d'autres parties du corps, même les plus éloignées, que son in-fluence pathogénique se répercute avec une facilité extrême dans tout l'organisme.

Les symptômes de la métrite se divisent en symptômes locaux et en symptômes généraux, sympathiques ou réactionnels.

Prodromes. — Quoique ce soit par des symptômes locaux que l'on voit débuter ordinairement les métrites traumatiques non spontanées, il y a dans la métrite idiopapathique certains troubles de la santé générale qui se manifestent plus ou moins longtemps avant l'apparition des symptômes locaux, car la métrite, comme toute autre phlegmasie idiopathique, n'est pas le résultat d'un tra-vail brusque, mais au contraire il est lent, d'une nature complexe et progressive, et lorsque ce travail est accompli on le reconnaît à l'apparition des phénomènes morbides reconnus caractéristiques de l'inflammation.

Les symptômes prodromiques consistent en un malaise général, des troubles fonctionnels dans le tube digestif et le système nerveux, la circulation et la respiration; en un mot, un trouble général dans l'organisme, et lorsqu'une femme éprouve une indisposition quelconque nous devons, par le fait même du rôle important que joue l'appareil utérin dans la vie de la femme, toujours soupçonner une maladie dans cet appareil, qui est presque invariablement la source de toutes les perturbations de leur santé : on doit en conséquence proposer un examen. En cas de refus, il faut agir comme on peut; le médecin aura fait son devoir, et comme les phénomènes ci-dessus décrits sont très-communs dans les métrites, soit aiguës, soit chroniques, on doit soupçonner l'une ou l'autre de ces affections. Mais comme les symptômes qui leur appartiennent sont aussi ceux de presque toutes les maladies utérines, le cas devient encore plus embarrassant; on doit alors chercher d'autres moyens du diagnostic, et par l'aide de certains autres signes pathognomoniques on est parfois suffisamment éclairé pour adopter un traitement convenable, car les symptômes d'une métrite aiguë sont en général assez tranchés pour qu'on puisse la reconnaître.

Les symptômes locaux. — Nous avons vu que l'utérus, dans son état physiologique, est peu sensible; on le reconnaît à peine, même par la palpation ou le toucher; mais lorsqu'il est malade, surtout lorsqu'il est le siége d'une maladie phlegmasique aiguë, l'organe se réveille pour ainsi dire et fait bien sentir sa présence ; l'exploration devient alors insupportable et même impraticable.

Souvent, sans aucun symptôme prodromique appréciable, le premier phénomène qui attire l'attention de la malade est une douleur plus ou moins vive dans le bas-ventre, au-dessus ou derrière le pubis, et généralement accompagnée d'une sensation de pesanteur et un sentiment d'engourdissement dans le bassin: La douleur, bornée d'abord à la région utérine, ne tardé pas à se répandre dans les flancs, dans les reins, puis elle s'étend dans tout l'abdomen et quelquefois dans les cuisses. Cette douleur utérine est continue, augmentée par la pression, et la malade ne peut pas marcher ni rester debout ; elle n'est très-vive que lorque le péritoine se trouve affecté.

La douleur est aussi accompagnée d'une sensation de chaleur brûlante dans le bas-ventre, et elle acquiert parfois une telle acuité qu'elle rend toute pression et tout contact insupportables ; la toux même ou une forte aspiration et les selles augmentent la douleur, surtout si la femme est constipée. Ces derniers symptômes et la tympanite qui surviennent parfois d'assez bonne heure indiquent généralement une implication péritonéale : dans ce cas, la respiration est presque exclusivement thoracique, et la malade, afin de pouvoir respirer sans mettre les muscles abdominaux en action, est obligée de se tenir les jambes et les cuisses fléchies et le bassin relevé, afin de soustraire à la pression les parois abdominales. Si l'ovaire est aussi impliqué, la malade se met dans une position entre la pronation et la supination ; mais, si tous les deux sont enflammés, la patiente se tiendra sur le dos.

Ces cas, quoique rares hors de l'état puerpéral ou de traumatisme, se présentent de temps en temps dans la pratique, et le médecin ne doit pas l'oublier, en vue du traitement, qui devra être plus actif que dans des circonstances ordinaires.

Quelquefois les symptômes locaux sont marqués par des démangeaisons insupportables et une irritation constante dans les parties génitales. Cela a lieu le plus souvent lorsque la phlegmasie utérine est compliquée d'une métrite membraneuse, une maladie dartreuse ou quelque autre irritation locale.

Le vagin est aussi le siége d'une chaleur âcre et brûlante et parfois d'une sensibilité extrême ; le toucher alors est impraticable. Dans ce cas, le médecin ne doit pas insister, mais se contenter d'autres moyens qui, dans la généralité des cas, suffisent pour en tirer les premières indications de traitement.

Si le toucher est inadmissible dans ces conditions, il va sans dire qu'on ne doit pas songer à l'introduction du spéculum ; mais, sitôt que l'intensité des symptômes diminue, on ne doit pas négliger ce moyen explorateur, si important et parfois indispensable dans les maladies utérines; on doit aussi pratiquer le toucher aussitôt que possible, car sans cela le médecin est dans la position d'un individu travaillant dans l'obscurité.

Les symptômes locaux physiques ne sont donc appréciables qu'à l'aide de l'exploration par la palpation et le toucher ou par le spéculum.

La palpation éveille une sensibilité très-vive à la région hypogastrique, et on sentira à peine le fond de la matrice, car, dans la plupart des cas de la métrite non puerpérale, l'utérus n'atteint pas un volume assez considérable, du moins dans cette direction, pour qu'on puisse sentir le fond, à moins que l'organe ait été déjà le siége d'une hypertrophie ou autre affection chronique avant le développement de la métrite.

Le toucher pratiqué par le vagin et par le rectum fait connaître non-seulement la température et le degré de sensibilité de l'organe, mais la douleur ainsi réveillée peut éclairer puissamment le médecin sur la nature, l'intensité, le siége et l'étendue de la maladie. Le toucher peut faire connaître la consistance et le volume de l'utérus, qui est parfois augmenté du double ou du triple de celui de son état normal, mais il n'atteint jamais les dimensions qu'il présente dans l'état puerpéral.

Guidé par la palpation seule ou le toucher seul, les renseignements sont encore incomplets : il faut donc avoir recours à d'autres moyens d'exploration, et dans quelques cas on est obligé de les employer tous.

À l'aide du *spéculum*, outre ces signes physiques, on peut constater d'autres phénomènes non moins importants dans la symptomatologie de la phlegmasie utérine. Ainsi nous trouvons que dans ces cas le col utérin est en général plus ou moins gonflé, saillant et quelquefois œdémateux, et, en même temps qu'il est chaud, il est d'un rouge plus ou moins vif, selon l'acuité de l'inflammation et le teint naturel de l'individu. Sa consistance est aussi modifiée : chez les femmes qui ont eu des enfants récemment ou non, le col est mou, plus épais et plus court qu'à l'état normal ; les lèvres du col sont renversées en dehors, et l'ouverture est très-élargie. Chez les jeunes filles et les femmes qui n'ont pas eu d'enfants, cet orifice est peu élargi et le volume du col n'augmente pas beaucoup, et, malgré son augmentation de volume, il conserve sa forme naturelle d'un cône à base supérieure ; mais, dans ce cas, l'orifice est complétement fermé ; sa consistance est plus ferme, et quelquefois il est tellement allongé qu'il rapproche l'orifice de la vulve, et le vagin paraît être réfléchi plus près de l'orifice interne du col qu'à l'état normal.

Dans tous ces cas, il peut y avoir de petites ulcérations sur les lèvres du col, mais principalement chez les femmes qui ont eu des enfants.

De plus, dans la phlegmasie utérine, chez une dartreuse ou une scrofuleuse, on peut trouver disséminées sur le champ du col utérin toutes les éruptions appartenant à ces diathèses depuis les simples vésicules de l'eczéma jusqu'aux pustules de l'impétigo.

Il va sans dire que l'exploration par la *sonde utérine* est un moyen précieux et même indispensable dans certaines maladies chroniques de l'utérus ; on ne doit jamais songer à l'employer dans la phlegmasie aiguë de l'organe.

Toutes les variétés de déplacements utérins peuvent se présenter dans les métrites, et la nature ou le degré de déplacement dépend autant à des dispositions congénitales qu'à des causes pathologiques ; car, en prenant les positions anormales ou exagérées, l'utérus ne fait qu'obéir aux pressions qu'il reçoit de différents côtés. Les douleurs et les autres symptômes qui accompagnent une déviation ne lui appartiennent pas dans la majorité des cas, et ils sont explicables par la coexistence de la congestion ou inflammation de l'organe, soit de son tissu propre, soit de ses enveloppes muqueuses ou séreuses.

Les signes fonctionnels utérins. —Il va sans dire que l'inflammation de l'utérus ne peut pas exister sans affecter les fonctions de l'organe.

Les signes fonctionnels d'une métrite consistent en général dans les troubles de la menstruation, dans toutes leurs variétés ; les hémorrhagies utérines, même en dehors de la menstruation ; les troubles de la conception, la stérilité, la leucorrhée utérine et les troubles de la copulation.

Si la phlegmasie utérine se déclare vers l'époque menstruelle, les règles sont arrêtées ou elles se font avec beaucoup de douleurs, et elles reparaissent, rarement du moins, pendant la même époque. Quelquefois une métrorrhagie survient, et tous les symptômes de la métrite disparaissent.

Mais il n'en est pas toujours ainsi : les troubles de la menstruation persistent et provoquent la stérilité, temporairement ou pour toujours. Si, malgré l'existence d'une phlegmasie utérine, la conception a lieu, les troubles de la gestation surviennent, et les avortements ou l'accouchement prématuré en sont les résultats. Généralement, dans ce cas, du moins dans la métrite parenchymateuse compliquée de l'inflammation de la couche péritonéale, il y a des vomissements opiniâtres, comme l'a si souvent démontré M. le professeur Depaul à ses leçons cliniques d'accouchements. Enfin, si la femme arrive à terme, tous les accidents de la parturition peuvent avoir lieu.

En général, dans l'inflammation aiguë de l'utérus, il ne se fait aucun écoulement par la vulve; mais, à mesure que la phlegmasie se développe, on voit s'écouler en quantité variable du muco-pus, parfois mêlé de sang. La copulation, au lieu d'être un plaisir, devient pénible, douloureuse, et parfois tout à fait insupportable à la femme ; parfois il y a diminution ou absence totale de désirs pour le coït, ou elle ne s'y livre qu'avec répugnance. Ce symptôme se montre d'assez bonne heure, et il constitue une des premières indications de la phlegmasie utérine, surtout lorsque les ovaires sont impliqués.

Dans d'autres cas au contraire les femmes devienent libidineuses, surtout lorsque la phlegmasie utérine est compliquée de l'abaissement complet ou incomplet de l'organe, ou lorsqu'elle est associée à l'eczéma ou l'herpès des parties génitales. Dans ces cas, l' rritation locale est causée par la proximité du col utérin vers la vulve, et par la présence de ces éruptions, agissant sans cesse sur ces parties.

Enfin il y a d'autres symptômes locaux qui ont leur siége dans les organes contigus, mais qui ont leur point de départ dans l'utérus, sans toutefois participer à l'action phlegmasique de ce dernier organe. Ces symptômes ont été désignés *symptômes de voisinage*, . phénomènes déterminés par des lésions qui ont leur siége, comme leur nom l'indique, dans les organes voisins; ce sont : la douleur ou l'augmentation de volume de l'ovaire, la constipation, du ténesme, la strangurée et les douleurs dans le bassin. Ces douleurs peuvent dépendre non-seulement des phénomènes dynamiques, mais aussi des lésions matérielles des organes situés dans cette cavité, comme l'ont si bien démontré MM. Bernutz et Goupil, et qui a été confirmé par Aran, qui regardent la pelvi-péritonite comme caractéristique de la métrite, un symptôme utérin.

« S'il est vrai, disent ces auteurs, que primitivement c'est la trompe ou l'ovaire qui sont malades, que la péritonite n'est que consécutive, il n'est pas moins vrai que, dès que la péritonite est développée, t'est elle qui domine toute la scène pathologique, » et cela ne doit pas surprendre lorsqu'on réfléchit qu'il y a entre les organes pelviens non-seulement contiguïté de tissus, mais même continuité.

Parmi les symptômes locaux fonctionnels de la métrite on peut nommer ceux qui se manifestent dans les *mamelles*, que les anatomistes ont reconnu comme des annexes de l'appareil génital de la femme. Quelle que soit la manière dont l'utérus est affecté, toutes les autres parties de l'appareil sont plus ou moins compromises, soit sympathiquement, soit par des lésions organiques, et comme les mamelles, quoique éloignées, sont intimement liées avec cet appareil, on doit par conséquent ne pas être étonné qu'elles aient leur part dans l'action pathogénique de la phlegmasie ou autre maladie utérine.

Dans la métrite, les mamelles sont gonflées, douloureuses et dures au toucher. L'aréole est aussi augmentée d'étendue et changée de couleur, comme dans le commencement de la gestation, et parfois ces altérations sont accompagnées d'une sécrétion laiteuse provenant du mamelon ; cependant, dans les métrites membraneuses, les mamelles sont à peine affectées.

Les symptômes sympathiques ou réactionnels. — Quoique les anatomistes aient constaté que l'utérus n'est pas fourni à profusion de nerfs en nombre et diamètre proportionnés au volume de ce viscère, ces nerfs sont si intimement liés au grand sympathique que l'utérus ne peut pas rester longtemps malade sans compliquer les divers organes dominés par ce système nerveux, ce qui explique les troubles de toute espèce que la femme éprouve lorsque l'utérus commence à être affecté. De plus, il est généralement admis aujourd'hui que toutes maladies sont les résultats des causes et réactions éminemment complexes ; les phlegmasies utérines ne sauraient être exclues de cette influence.

Après un temps variable, les symptômes généraux qui accompagnent la métrite se manifestent par la *fièvre* plus ou moins intense, avec ou sans frissons erratiques ; mais en général la fièvre n'est pas aussi ardente que celle qui accompagne l'inflammation dans d'autres organes, excepté lorsque le péritoine est compromis, comme dans la métrite traumatique ou la métrite puerpérale. Quoique quelques praticiens rejettent le *vomissement* comme symptôme de la métrite non puerpérale, la malade éprouve toujours quelques nausées, et lorsqu'il y a une métro-péritonite ces nausées sont poussées jusqu'aux vomissements, et ceci n'est pas surprenant quand on considère le lien intime qui existe entre l'estomac et l'organe utérin. Comme vérification de ce lien, on peut rappeler les nausées et quelquefois les vomissements qui existent pendant les premiers mois de la grossesse. Cette sympathie entre les organes génitaux et l'estomac est assez marquée, même chez l'homme, et confirmée dans les accidents et les opérations sur cet appareil.

A cet état fébrile, les symptômes sympathiques proprement dits sont surajoutés avec toutes leurs variétés et leurs formes. En première

ligne, nous pouvons nommer les symptômes sympathiques rappro-
chés, manifestés par les *douleurs névralgiques* dans toute l'étendue
du bassin et ses contenus, et produisant ainsi les troubles fonctionnels dans ces organes, tantôt passagers, tantôt persistants, pendant
toute la durée de l'affection utérine. Quelques-uns de ces phénomènes sympathiques ont été déjà signalés, mais il en est d'autres qui
doivent être mentionnés : la névralgie de la face, de la tête, du dos,
de la poitrine, de l'estomac, du rectum, de la vessie, des cuisses, etc.
Quelquefois la douleur névralgique s'étend jusqu'à la plante des
pieds et est assez intense pour empêcher la malade de les mettre à
terre.

Si la phlegmasie se termine en résolution, les symptômes ci-dessus
détaillés disparaissent graduellement; mais, à mesure que la maladie progresse, ces symptômes augmentent ou d'autres viennent s'y
ajouter; la phlegmasie devient alors chronique, ou, si la suppuration a eu lieu, elle est annoncée par de légers frissons, par la rémission des symptômes aigus et par la fluctuation; mais, si la suppuration n'est pas arrêtée, les symptômes d'une fièvre hectique se
manifestent, et, après une durée plus ou moins longue, ils prennent
le caractère adynamique ou de la fièvre typhoïde, surtout si le pus
est devenu putride, ce qui a lieu quelquefois lorsque cette humeur
est retenue dans un abcès ou dans la cavité utérine; le coma survient, et la patiente finit par succomber. Heureusement cette terminaison de la phlegmasie du tissu utérin est excessivement rare,
du moins hors de l'état puerpéral; j'ai vu cependant un cas de ce
genre.

Nous allons maintenant passer en revue les principaux troubles
sympathiques et autres qui peuvent résulter de la métrite aiguë et
chronique : au premier rang il faut placer *les phénomènes nerveux*
de tous genres, ceux de la grande sympathique et ceux du système
cérébro-spinal. Les symptômes principaux du cerveau sont la cépha-
lalgie, les troubles de l'intelligence à tous les degrés, depuis le
simple changement ou l'excentricité du caractère, et des délires
parfaitement caractérisés jusqu'à la lypémanie, et même une manie
franche, aiguë, furieuse. Tous ces troubles cérébraux sont de nature

purement dynamique, purement nerveuse, c'est-à-dire sans aucune lésion matérielle appréciable soit dans le cerveau, soit dans ses enveloppes. Toutefois le dernier phénomène nommé est plus à redouter s'il a existé dans la famille de la malade.

L'hystérie est un phénomène commun dans la métrite, mais rare dans les autres affections utérines, et quoiqu'elle ne soit pas, rigoureusement parlant, comme on l'a décrite, une affection utérine, souvent elle n'a pas d'autre origine que dans l'utérus, le centre pour ainsi dire d'où rayonnent toutes les impressions bonnes ou mauvaises éprouvées par la femme. Il est vrai que l'hystérie est essentiellement une névrose ayant son siége primitif dans le cerveau ; mais il est si bien connu aujourd'hui que celle-ci n'est qu'une réaction de la matrice malade que lorsqu'une femme hystérique se présente au médecin son attention est presque invariablement dirigée vers l'utérus, et en général, lorsque l'affection utérine est guérie, les symptômes hystériques disparaissent aussi. Une autre preuve que l'hystérie est dépendante de la matrice, c'est que c'est une affection propre au sexe féminin, et qu'elle règne principalement à l'âge de 15 à 30 ans, période où la vie utérine et tous les sentiments de l'âme sont les plus actifs.

Les phénomènes cérébro-spinaux consistent dans les troubles de la motilité et de la sensibilité, manifestés par les diverses formes et degrés de l'hyperesthésie et de l'anesthésie de la peau, ou par des troubles spéciaux, tels que l'amaurose, la diplopie, les altérations de l'ouïe et de l'odorat ; ils se montrent encore par des désordres vers les organes de la vie de la nutrition, traduits par des gastralgies, des gastro-entéralgies, etc. La digestion se fait mal, et comme la nutrition générale devient alors défectueuse, la femme maigrit et perd sa fraîcheur, même elle tombe dans un complet état de *chloro-anémie*, ou bien elle conserve son embonpoint, mais un embonpoint factice, bouffi et très-précaire, simulant toutes les apparences de la force et d'une bonne santé. Mais, en l'examinant de près, on n'en constate pas moins les signes usuels d'une véritable chloro-anémie; les bruits de souffle vasculaire, les palpitations du cœur et toutes les variétés des phénomènes névropathiques engendrés non-seulement par l'altération profonde du sang, mais aussi par la maladie chronique de l'utérus.

Un autre résultat du défaut de la nutrition générale, c'est que toutes les sécrétions se modifient, et l'urine présente, dès le commencement de la phlegmasie utérine, des altérations très-variables: tantôt c'est l'urate d'ammoniaque qui prédomine, tantôt les phosphates, oxalate de chaux, etc., etc., et, lorsque l'affection utérine est avancée, l'urine devient même albuminurique.

Les fonctions du foie sont aussi dérangées : la sécrétion de la bile peut être altérée en quantité comme en qualité, et l'organe même peut devenir le siége d'une véritable congestion, surtout vers l'époque menstruelle et lorsque l'écoulement sanguin est rare ou tout à fait absent. Dans ce cas, il doit y avoir une simple déviation du nisus menstruel, ou une menstruation, ou plutôt une hémorrhagie supplémentaire, peut se faire par les voies gastro-intestinales. Ceci peut expliquer aussi la tendance aux désordres de ces viscères, si fréquente dans l'Inde.

Cette complication hépato-intestinale est fréquente dans l'Inde non-seulement dans les maladies utérines, mais dans toutes les maladies viscérales chez les deux sexes, et probablement aussi chez les habitants de toutes les régions tropicales, surtout ceux qui sont sujets à un écoulement périodique, tels que les flux hémorrhoïdaux, les épistaxis, etc.

Vers *le tube digestif* on constate les états pathologiques les plus variés : la dyspepsie dans toutes ses formes imaginables, les gastralgies, les gastro-entralgies, les pneumatoses, etc. On a remarqué aussi des vomissements, surtout lorsque la femme est arrivée à l'époque de la ménopause, et ils peuvent être d'une nature si opiniâtre que le médecin est souvent porté à croire à la possibilité d'une grossesse ou d'une affection organique de l'estomac. La constipation est presque constante, et on peut la regarder comme signe pathognomonique de la métrite et de toutes les autres mala-

1866. — Boggs.   13

dies utérines, et ceci est explicable non-seulement par le lien sympathique qui existe entre l'intestin et l'organe utérin, mais encore par la contiguïté.

Ici la constipation est produite de deux manières : soit mécaniquement, soit dynamiquement, c'est-à-dire elle peut être le résultat de l'interruption mécanique du cours des matières intestinales par le poids ou le volume de l'utérus, où les contractions intestinales sont impuissantes. Dans ce cas, l'acte de la défécation devient pénible et plus ou moins affaibli, et quelquefois même impraticable sans lavement ou une purgation quelconque : de là ces constipations opiniâtres qu'on trouve si fréquemment chez la femme.

D'autres fois on trouve au contraire qu'il y a de la diarrhée ou une forme de l'entérité glaireuse, parfois assez intense pour simuler une affection beaucoup plus grave, la dysentérie.

Le système vasculaire et les organes respiratoires subissent aussi les troubles les plus variables. Au cœur, on constate des douleurs névralgiques plus ou moins vives, les palpitations, l'essoufflement, les lipothymies, les syncopes, etc.

Il va sans dire que la circulation générale est plus ou moins affectée, ses dérangements étant manifestés par les différentes modifications du pouls et l'altération dans la composition même du sang par l'action irrégulière de l'organe central.

Du côté des *poumons*, nous trouvons aussi des désordres variés : il y a de la dypnée, une toux particulière, sèche, et parfois suffisamment caractéristique par sa nature nerveuse, comme chez les femmes hystériques.

L'asthme est aussi assez souvent observé, surtout vers l'époque de la ménopause, lorsque le flux mensuel va être supprimé plus ou moins complétement. Ces troubles pulmonaires sont le résultat ou d'un simple reflet de la maladie, ou d'une véritable congestion dans les poumons produite par un reflux du sang, comme nous l'avons vu pour la suppression de certains flux critiques chez la femme, sans toutefois que l'utérus lui-même soit le siége d'une métrite ou d'autres maladies.

Avant de quitter la symptomatologie de la métrite, je dois noter un trait décrit par les auteurs comme caractéristique des affections utérines et auquel on a donné le nom de *facies utérin*.

J'ai été frappé aussi de ce trait chez les femmes atteintes des maladies utérines; seulement je dois mentionner qu'on peut le trouver aussi chez l'homme atteint d'une maladie organique de nature chronique, languissante et douloureuse; c'est bien une physionomie de souffrance prolongée. Néanmoins, lorsqu'on l'observe chez une femme, ce n'est pas sans valeur, c'est un indice certain, presque infaillible, de l'affection utérine; et si l'on joint à cela les traits déjà dépeints en décrivant les symptômes généraux et ceux qui suivent, nous aurons le portrait presque complet d'une femme atteinte d'une affection chronique de l'utérus. Voici, en résumé, les traits principaux : une modification générale du système graisseux ou une diminution d'embonpoint, la pâleur notable de la face, le cernement des yeux, la concentration des traits vers la ligne médiane, le sillon orbiculaire de la bouche et les rides verticaux du front, sont bien accentués; le pouls est habituellement lent et faible, et il y a une diminution très-sensible de la force générale.

De plus, les victimes de cette classe de maladie cherchent toujours une position telle que les membres inférieurs soient placés plus haut que le bassin : on construit des lits et des fauteuils à cet effet.

Tel est l'ensemble des symptômes locaux et généraux de la métrite aiguë et de la métrite chronique, dont la plupart peuvent servir de base pour les autres phlegmasies utérines.

MARCHE DE LA MÉTRITE. — Si l'on juge par le degré de violence et la marche des phénomènes de la métrite non puerpérale, on peut dire qu'en dehors de l'accouchement ou de l'avortement c'est une maladie d'une nature essentiellement chronique, car, dans la grande majorité des cas les symptômes locaux et généraux ne sont que très-mal définis, ou même peu appréciables, et la maladie peut marcher ainsi insidieusement, lentement, pendant un temps indéfini. Dans d'autres cas au contraire, et surtout lorsqu'il y a une complication péritonéale, les symptômes sont beaucoup plus violents, la marche de la maladie est plus rapide et sa terminaison plus défavorable ; mais lorsqu'elle est diagnostiquée à temps et que l'on a employé le traitement nécessaire, les phénomènes les plus douloureux disparaissent en six ou huit jours, et, si rien de fâcheux ne survient, la résolution se fait dans une autre huitaine ; mais, si la résolution n'a pas lieu, la maladie peut se terminer en suppuration ou en gangrène. Lorsque la suppuration s'établit, les collections purulentes s'acheminent vers la cavité utérine et ensuite s'écoulent par son orifice externe ; mais, si le pus s'est produit dans la paroi externe, l'inflammation se propage vers les ligaments larges, qui deviennent le siége des phlegmons et des abcès qui s'ouvrent dans le vagin ou dans le rectum ; quelquefois aussi ils percent dans la cavité péritonéale. Toutefois je dois dire que ces deux terminaisons, la suppuration et la gangrène, sont excessivement rares hors de l'état puerpéral, et par conséquent la mort par la métrite simple non compliquée est aussi très-rare.

Quelquefois l'inflammation utérine, au lieu de se terminer par un de ces modes, ne fait que diminuer d'intensité, et passe ainsi à l'état chronique. Cette terminaison est la plus ordinaire ; elle constitue alors l'état morbide que l'on désigne par *métrite chronique* et que nous avons décrite plus haut.

En général, la *convalescence*, après une attaque de la métrite aiguë simple, est assez favorable, et une fois que les fonctions de l'utérus se sont rétablies et qu'on ne commet aucune imprudence, une guérison complète s'accomplit assez facilement ; mais, si la métrite est compliquée d'une affection chronique de l'utérus, les récidives, toujours sous l'influence des causes mentionnées plus haut, seront constamment à craindre.

COMPLICATIONS. — Comme règle générale, on peut dire que lorsque le tissu propre de l'utérus est le siége de l'inflammation, son action pathogénique reste rarement bornée à ce tissu, même dans la métrite non puerpérale. Le travail phlegmasique a une grande tendance à impliquer la membrane muqueuse et à s'étendre même jusqu'aux annexes de l'organe ; sa tunique séreuse paraît au con-

traire jouir d'une certaine immunité. Toutefois, dans la métrite puerpérale, tous les tissus sans exception sont plus ou moins affectés, et
l'inflammation peut même envahir toute l'étendue du péritoine.

Un autre trait caractéristique de la métrite est de compliquer les
organes et les tissus circonvoisins, soit en provoquant des hyperémies simples ou inflammatoires, ou en propageant son influence
pathogénique jusqu'à eux : de là des *ovarites*, des *phlegmons péri-
utérins*, ayant leur point de départ dans le tissu même de l'organe,
et les péritonites soit générales, soit en forme de *peloi-péritonite*,
état morbide qui a été si bien décrit par MM. Bernutz et Goupil.

En parlant de l'étiologie des phlegmasies utérines, nous avons
remarqué que toutes ces lésions agissaient quelquefois comme causes,
mais ici nous avons à les noter comme suites ou complications des
métrites, et cela ne doit pas surprendre si l'on réfléchit à la proximité des organes générateurs et des organes pelviens, à leurs relations importantes les uns avec les autres, non-seulement par contiguïté, mais aussi, comme nous l'avons déjà noté, par continuité
de tissu, et, si l'on joint à cela la nature chronique des affections
utérines, la fréquence de ces complications se trouvera suffisamment expliquée.

Parmi les complications de voisinage de la métrite on peut nommer la *vaginite*, la *vulvite*, la *cystite* et la *rectite*. Toutes ces lésions
peuvent être produites d'emblée, c'est-à-dire sous l'influence des
mêmes causes qui auront occasionné la métrite. Dans d'autres cas,
l'action morbide est transmise d'un organe à l'autre, et réciproqué-
ment, mais le plus souvent elles sont le résultat de la phlegmasie
utérine, soit par la congestion occasionnée par le contact de l'utérus
malade, soit même par propagation de l'action phlegmasique, produisant ainsi des furoncles et des abcès dans le tissu cellulaire qui
entoure ces ouvertures.

Le prurit pudendi et les excoriations produites par le contact des
hypercrinies qui accompagnent l'inflammation de la muqueuse utérine se remarquent également, et parfois le tourment et les excitations vénériennes occasionnés par le prurit sont tels que la patiente
est poussée à la masturbation, même jusqu'à la nymphomanie. Mais

l'intensité du prurit ne peut donner la mesure du degré d'inflammation utérine, car elle dépend plutôt de la susceptibilité de la personne que de l'intensité ou d'une forme spéciale de la métrite.

Outre ces lésions, on peut encore nommer d'autres complications de la métrite et qui ne sont pas moins importantes, au point de vue thérapeutique, comme symptomatique de cette maladie. La plupart ont été déjà signalés en décrivant la symptomatologie des phlegmasies utérines, soit comme signes fonctionnels et sympathiques, soit comme lésions de voisinage. Mais il y a encore d'autres lésions matérielles des organes éloignés qui peuvent être les résultats de la métrite, telles sont la *pleurésie*, la *pneumonie*, etc., complications si fréquentes, surtout de la métrite puerpérale.

Parmi les complications éloignées, on peut nommer celles de l'estomac et de l'intestin, qui méritent d'être notées ici, tels que la *dyspepsie*, les *nausées*, les *vomissements*, les *entérites*, l'*irritabilité intestinale* (entérite glaireuse ou dysentéroïde), dont nous avons déjà parlé. Il y a encore d'autres maladies du rectum qui peuvent être regardées comme complications de la métrite : telles sont les hyperémies et les *hémorrhoïdes*, et ceci peut être expliqué non-seulement par la compression mécanique de l'utérus ; mais comme ce dernier et le rectum ont la même source sanguine (l'artère iliaque interne), il est presque impossible que la circulation soit dérangée dans l'un sans affecter celle de l'autre, et par conséquent souvent, pour se débarrasser de l'affection hémorrhoïdale, on est obligé d'avoir recours au traitement de l'inflammation utérine, et *vice versa*.

La paralysie du rectum peut être également considérée comme complication de la métrite, quoiqu'elle ne soit pas toujours le résultat de l'inflammation utérine ; elle est le plus souvent rencontrée dans la métrite chronique.

Nous avons vu que la *dyspepsie* dans toutes les formes imaginables peut se présenter dans la phlegmasie utérine, soit simple, soit compliquée, mais les *nausées* et les *vomissements* ne sont pas si communément observés. Toutefois la nausée est plus fréquente que le vomissement, et lorsque l'un ou l'autre existe, il faut toujours craindre une complication péritonéale, une pelvi-péritonite, une hématocèle péri-utérine, etc.

Les nausées ou les vomissements peuvent aussi être occasionnés par une ovulation morbide, surtout dans sa forme ménorrhagique, et à plus forte raison on les trouve souvent associés avec des affections utérines.

Quelquefois les nausées et les vomissements arrivent à un tel degré que les malades, ne pouvant rien retenir, meurent purement et simplement d'inanition (vomissements incoercibles). Je dis purement et simplement, car le plus souvent le travail phlegmasique n'a pas parcouru toutes ses phases lorsque la mort survient; de plus, dans certains cas terminés par la mort, on n'a pu constater l'existence d'aucune lésion, ni dans l'estomac ni dans l'utérus, qui puisse expliquer ni la persistance de ces vomissements ni leur conséquence funeste. Mais dans quelques cas les vomissements ne peuvent pas être expliqués par des lésions appréciables ; il n'est pas moins vrai que lorsque la phlegmasie utérine est associée à la grossesse elle est toujours accompagnée de nausées ou de vomissements, de sorte qu'on peut les regarder comme pathognomoniques de la métrite puerpérale, qui d'ailleurs est essentiellement d'une nature complexe, c'est-à-dire tous les tissus de l'organe sont ici plus ou moins affectés.

Nous avons déjà fait allusion à ce fait par la description des signes fonctionnels des phlegmasies utérines ; mais ici je désire apporter à l'appui l'observation suivante, recueillie des leçons cliniques de M. le professeur Depaul au commencement de l'été dernier.

Mme X......, âgée de 23 ans et mariée depuis six mois, est entrée à l'hôpital des Cliniques, dans la salle d'accouchements, le 2 mai 1865. Elle était enceinte pour la première fois de deux mois et demi, d'une constitution normale et bien portante jusque-là. Elle avait été prise depuis trois semaines de vomissements qui devinrent bientôt incoercibles.

Le médecin qui la soignait, jugeant le cas grave, essaya de provoquer l'avortement en dilatant le col avec l'éponge préparée, et ensuite le décollement des membranes à l'aide de la sonde utérine; l'avortement n'ayant pas eu lieu et la femme vomissant toujours; il résolut de l'envoyer à la Clinique. La malade, vomissant toujours et rejetant sans pouvoir s'abstenir toute espèce d'aliments solides ou liquide (30 à 40 fois dans les vingt-quatre heures en moyenne), arriva bientôt à la troisième période des vomissements incoercibles, c'est-à-dire qu'elle devint très-maigre, très-faible, ayant des hallucinations, des syncopes, des troubles sensoriaux divers, de la fièvre, pouls fréquent, petit, irrégulier, acidité de la bouche, etc., la pression sur la région antérieure de l'abdomen au devant de l'utérus étant douloureuse et le toucher vaginal également très-redouté de la malade.

Après le traitement ordinaire, tel que la glace, tisanes froides, acidulées, gazeuses, pilules d'oxalate de cerium, le 15 mai, M. Depaul se décida à provoquer l'avortement en dilatant le col et poncturant les membranes avec uue grosse sonde. Les vomissements s'arrêtèrent à partir de cette opération, et la femme absorba des aliments liquides sans les rejeter.

L'avortement mit quatre à cinq jours pour être complet. L'état de faiblesse persistant, la femme mourut le 21 mai.

Ce même jour, l'autopsie est faite partiellement; l'utérus seul est sorti de l'abdomen. On trouve sa surface interne enflammée, mais cette inflammation paraît assez étendue pour qu'on puisse l'attribuer aux différentes manœuvres tentées pour provoquer l'avortement. En tout cas, la métrite paraît remonter aux premières tentatives en ville, à cause de la douleur intense abdominale que cette femme ressentait par la palpation et le toucher dès son entrée à l'hopital.

Rien de pratique ne ressort de cette observation quant au traitement des vomissements, puisque la cause n'en est pas découverte; seulement M. Depaul regrette de n'avoir pas insisté sur le traitement de la métrite dès le début par les antiphlogistiques. Il regrette encore plus que cette femme soit venue réclamer ses soins pour ainsi dire *in extremis*.

En traitant de l'étiologie des phlegmasies utérines, nous avons noté les *troubles de la menstruation et de la conception* comme cause, mais ici je dois les noter en passant seulement comme résultat de cette classe de maladie; du reste, il me semble assez facile à comprendre que les uns puissent retentir sur les autres. Ces états pathologiques sont plus communément occasionnés par les phlegmasies utérines qu'on pourrait le croire de prime abord; seulement les symptômes inflammatoires n'étant pas toujours bien accentués ni assez graves pour attirer l'attention de la malade jusqu'à ce qu'un trouble quelconque des menstrues ou un avortement ait lieu, dès lors la femme réclame des soins pour ces derniers, ne pouvant en imaginer la cause, mais le médecin expérimenté trouve le plus souvent la trace d'une phlegmasie utérine dont l'existence préalable, dans bien des cas, peut remonter quelque temps avant l'apparition de ces accidents, surtout chez les jeunes mariées.

Il y a une autre complication qui a été aussi notée parmi les causes des phlegmasies utérines, mais qui mérite d'être encore mentionnée ici; je veux parler de :

La stérilité. — Nous avons vu comment la stérilité peut agir indirectement comme cause de la métrite; ici nous allons la traiter comme complication ou résultat de cette maladie.

La phlegmasie utérine est reconnue pour être une des plus fréquentes des causes locales de la stérilité, et; s'il y a une circonstance qui peut confirmer cette assertion, c'est que, dans la plupart des cas, la stérilité a été guérie par l'emploi des remèdes ordinaires de l'inflammation.

Dans ces cas, le siége de la phlegmasie paraît être dans la membrane muqueuse de l'utérus, surtout vers le col, qui est plus ou moins hypertrophié et dans cet état on comprendra comment la stérilité peut en être le résultat. D'abord le sperme trouve à l'orifice même un obstacle assez puissant pour empêcher son entrée dans la matrice par une sécrétion glutineuse de ses follicules qui bouche le passage, ou, lors même que la fécondation a eu lieu, le sol, pour ainsi dire, n'étant pas dans un état favorable pour le développement du germe, ce dernier meurt, et il est jeté en dehors. Quelquefois, disent des auteurs, on a pu trouver le produit de la conception, mais cela ne serait possible que très-rarement, car en général il est rendu méconnaissable par la décomposition qu'il a subie avant son expulsion.

Le rétrécissement du col du canal utérin est une autre complication assez fréquente de la métrite et qui peut être une cause puissante de la stérilité, surtout si le rétrécissement est accompagné de l'hypertrophie du col utérin.

L'inflammation des oviductes est aussi le résultat fréquent de la phlegmasie utérine, et on peut comprendre comment elle doit agir comme cause de la stérilité, et, si elle est associée avec l'inflammation des ovaires, l'imprégnation est impossible.

A cette catégorie des complications on peut encore ajouter le *vaginismus*, nom donné par le Dr Marion Sims à une sensibilité extrême à l'entrée du canal vaginal et accompagnée du spasme de son constricteur. Toutefois cette affection n'existe que rarement comme symptôme d'une vaginite, ou elle peut être le résultat d'une métrite chronique.

Enfin, de toutes les complications de la métrite, il n'y en a peut-être pas une plus constante que celle de l'*hypercrinie* de la membrane muqueuse utérine.

Elle peut exister dans toutes les variétés de couleur et de consistance depuis celles du petit-lait jusqu'à un liquide mucoso-purulent jaunâtre ou verdâtre plus ou moins fluide et coloré de sang. Elle peut aussi varier en quantité comme en qualité : quelquefois elle est tellement considérable que la malade est obligée de se garnir ; d'autres fois, au contraire, l'écoulement tache à peine le linge. Toutefois on n'observe que rarement l'acrinie dans la phlegmasie utérine ; elle n'a lieu que lorsque l'inflammation est excessivement vive. Quant aux hétérocrinies vaginales, uréthrales et vulvaires, elles ne sont le plus souvent dues qu'à l'extension de la leucorrhée utérine, avec laquelle elles se confondent par des caractères et des symptômes identiques, et ne diffèrent que par le siége de la maladie.

Avant de quitter les complications des phlegmasies utérines, je dois citer encore :

Les déplacements utérins. — Nous avons vu que tous les déplacements peuvent avoir lieu comme complication de l'inflammation de l'utérus ; nous aurons par conséquent :

1° Tous les degrés des déplacements proprement dits marqués par l'élévation ou l'abaissement incomplet ou complet jusqu'à la chute ou prolapus de l'organe en dehors de la vulve, entraînant avec lui le vagin plus ou moins renversé ;

2° Les inclinaisons distinguées en antéversion, en rétroversion et en inclinaisons obliques ;

3° Les inflexions marquées par antéflexion ou infléxion antérieure, rétroflexion ou inflexion postérieure, et les inflexions latérales à droite ou à gauche. Enfin on peut rencontrer des hernies de l'utérus comme complication d'une métrite, telles que les hernies inguinales, crurales, abdominales, périnéales, et peut-être ischiatiques et ovalaires de l'organe.

Bien que la matrice soit retenue en place par ses ligaments, elle est si légèrement maintenue que, par la moindre augmentation de son poids, les ligaments s'allongent, et il en résulte les modifications diverses de sa position normale, c'est-à-dire suivant l'axe du détroit supérienr ; mais, dans la grande majorité des cas, les déviations ne sauraient être considérées comme pathologiques, car l'utérus en prenant ces positions ne fait qu'obéir aux impréssions qu'il reçoit de différents côtés. Ajoutez à cela certaines dispositions congénitales que nous avons déjà signalées qui peuvent causer des changements de position de l'utérus, telle que la faiblesse ou atrophie des tissus qui retiennent l'utérus en place. Mais la cause la plus fréquente se trouve dans la congestion ou dans l'inflammation utérine, surtout dans la pelvi-péritonite, si bien démontrée par les Drs Bernutz et Goupil, ou bien dans tout ce qui peut ajouter au poids de l'organe. Toutefois les différents degrés d'abaissement ne peuvent avoir lieu que lorsque le vagin, qui est le support principal de l'utérus, est dans l'état de relâchement. Donc il n'arrive que bien rarement chez les femmes qui n'ont pas eu d'enfants, et plus rarement encore chez les femmes vierges.

De tous les déplacements utérins accompagnés de la métrite, la rétroversion est sans contredit la plus commune, surtout chez les multipares et les femmes qui ont un rétrécissement du bassin associé avec un vagin court, car dans ce cas le col utérin étant près de l'orifice vulvaire, l'acte du coït aura la tendance de pousser le fond de la matrice en arrière vers le sacrum ; ce sont les sujets qui sont encore les plus exposés aux hématocèles péri-utérines.

DIAGNOSTIC. — Quoiqu'en général, avec un peu d'attention, il ne soit pas très-difficile de diagnostiquer une métrite aiguë, il se présente quelquefois des cas aussi embarrassants pour le médecin que désastreux pour la malade, et ceci arrive non-seulement à cause du peu d'acuité des symptômes en général, mais principalement à cause de ses complications multiples et variées et la fréquence des maladies de voisinage qui peuvent exister indépendamment de la maladie utérine. Le plus souvent toutes ces complications près ou éloignées ne servent qu'à masquer les symptômes proéminents et détourner l'attention du médecin du centre ou foyer réel de la maladie.

De plus, il y a tant d'autres conditions de l'utérus qui, à première vue, ressemblent, par leur symptomatologie et leur étiologie, à des métrites qu'il faut qu'un praticien soit bien expérimenté pour les différencier ; mais, heureusement pour le médecin comme pour la malade, lorsque la complication est d'une nature inflammatoire, le traitement adopté pour cette dernière peut servir en même temps pour la phlegmasie utérine, surtout lorsque la complication est dans l'appareil même.

D'ailleurs, comme nous l'avons déjà observé, le meilleur moyen de traiter une ovarite, la périmétrite, etc., est d'appliquer les sangsues et d'autres remèdes à la vulve, aine, périnée et rectum, ou, mieux encore, directement au col utérin. Toutefois il importe beaucoup, pour l'honneur du médecin comme pour le salut de la ma-

lade, de faire un diagnostic précis qui est la clef d'une bonne thérapeutique, et, grâce à des moyens explorateurs aujourd'hui à notre
disposition, l'obscurité qui a jusqu'ici enveloppé les maladies utérines est infiniment amoindrie. Seulement, en profitant de ces
moyens, nous sommes souvent conduits à des erreurs encore plus
graves en attachant une importance trop exclusive à des conditions
morbides ainsi mises à découvert à nos propres sens, et, pour obte-
nir une idée exacte de l'affection utérine, il faut aller au delà des
signes physiques qui se présentent, et qui, après tout, ne sont que
des caractères secondaires d'une altération plus profonde ou d'une
affection générale, une diathèse; il faut considérer l'organe dans
sa totalité, et il faut chercher dans l'économie la source, la cause
primitive, essentielle, de la maladie.

Lorsqu'on est en face d'une maladie utérine, la première idée qui
frappe est de savoir si la maladie est d'une nature nerveuse, hyperémique ou inflammatoire, et, comme chacun de ces états patholo-
logiques porte son propre cachet, il faut prendre ce dernier comme
aide pour les différencier les uns des autres. Cela est aussi nécessaire pour le pronostic que pour la thérapeutique.

Les maladies avec lesquelles on peut plus facilement confondre
une métrite sont : la *congestion* ou *hyperémie utérine*, et l'*hypertrophie* partielle ou générale de l'organe.

On peut confondre aussi avec la métrite un simple *déplaccment
utérin*, les *hématocèles* péri-utérines, la *cystite*, la *périmétrite*, la
pelvi-péritonite, *l'hystéralgie* ou l'utérus irritable, que les limites
d'une thèse ne me permettent que d'indiquer. Cependant il y a
quelques-unes de ces maladies dont je dois noter les principaux signes sur lesquels on peut fonder un diagnostic. On peut distinguer
une *hystéralgie* de la métrite par l'absence de fièvre, l'intensité
moindre des symptômes locaux, et, si on ajoute à cela le tempérament nerveux caractérisé par les symptômes hystériques et d'autres
affections nerveuses, le diagnostic ne sera pas difficile. Dans le
simple *déplacement* utérin, les douleurs sont toujours soulagées, ou
elles disparaissent tout à fait lorsque la malade prend la position
horizontale, tandis que dans la métrite elles ne varient guère dans

n'importe laquelle. De plus, la *dysménorrhée*, qui accompagne la plupart des maladies utérines, pourrait en imposer pour une phlegmasie de l'organe; mais la persistance des douleurs et d'autres symptômes inflammatoires pendant tout l'intervalle de la menstruation suffiront pour donner une idée de la nature de la maladie.

Il y a deux autres états pathologiques, la *congestion* et l'*hypertrophie de l'utérus*, qui méritent une mention plus spéciale à cause de la disposition de quelques esprits, même de talents de premier ordre, à vouloir identifier ces états pathologiques avec l'inflammation, ou, en d'autres termes, la métrite avec la congestion et l'hypertrophie simple de la matrice.

D'abord examinons qu'est-ce qu'une congestion ou hyperémie : la congestion est un simple afflux de sang de toutes les parties du liquide dans les vaisseaux d'un organe d'ailleurs sain, causé par un trouble quelconque, soit permanent, soit momentané, dans la circulation générale. On la distingue en congestion simple ou hyperémie, et en congestion inflammatoire, cette dernière supposant un commencement d'altération dans les éléments du sang, et ensuite, la cause persistant, l'altération se manifeste dans les tissus même de la partie qui en est le siége : c'est cet état que les pathologistes désignent comme le premier pas vers l'inflammation ; celles-ci suppose toujours une altération plus profonde que celle des circulations sanguines et de la circulation générale par lesquelles elle se manifeste, et c'est dans cette altération antérieure, qui provoque et détermine celle des vaisseaux, qu'on doit chercher la vraie nature des affections inflammatoires dont les phénomènes généralement observés ne sont que les résultats ou lésions secondaires.

Il y a donc une différence très-essentielle entre la congestion et l'inflammation, «puisqu'un organe congestionné peut être d'ailleurs dans des conditions parfaites d'organisation et de vitalité, et ne présenter après la mort aucun vestige d'altération, tandis que les tissus d'un organe qui a été le siége d'une phlegmasie ou d'une fluxion conservent sur le cadavre des caractères indélébiles de l'état inflammatoire»(1). Ces altérations consistent dans l'exsudat fibrineux

____

(1) Dictionnaire de Nysten, 1865.

et la formation de pus, qui sont les deux produits caractéristiques
de la phlogose et qui manquent dans l'hyperémie simple, et, le jour
où l'on parviendra à tirer la ligne de démarcation entre la congestion et l'inflammation, on rendra un grand service non-seulement
à la science, mais encore à la cause de l'humanité en général.

Ainsi, pour établir la différence entre la congestion et la phlegmasie utérine, nous n'avons, jusqu'à ce que la science en découvre
un autre, qu'à appliquer le même principe ci-dessus énoncé, tout en
conservant la distinction causée par les symptômes propres à l'organe
affecté. Mais, outre la différence des signes physiques propres à
chacun de ces deux états morbides, il y a un symptôme général qui
met pour ainsi dire hors de doute la nature de la maladie locale, je
veux dire la fièvre plus ou moins intense qui accompagne toujours
l'inflammation, et jamais la congestion, du moins pendant qu'elle est
simple, et si, chez un malade affecté d'une maladie hyperémique, la
fièvre se déclare, c'est que la transition à l'état phlegmasique a eu
lieu. On peut en dire autant pour l'hypertrophie utérine qui en effet
peut être due ou à une action phlegmasique ou à des congestions
qui, après des attaques plus ou moins nombreuses, peuvent, à la longue, avoir pour résultat d'amener une hypertrophie, mot dont on
a toujours tant abusé dans les livres en l'employant comme synonyme
de la congestion, de l'engorgement et de la métrite chronique, états
morbides parfaitement distincts les uns des autres par leur nature,
et il importe par conséquent de les distinguer par leur propre nom.
De plus, la marche de la congestion utérine est le plus souvent fran-
chement intermittente, son retour périodique étant en rapport avec
la fonction menstruelle ; d'autres fois elle est permanente, continue, et s'exaspère par le retour des règles ou d'autres causes ; mais
les douleurs qui l'accompagnent, au lieu d'être constantes, fixes ou
concentrées, pour ainsi dire, comme dans la métrite, sont plus erratiques, occupant une plus grande étendue et s'irradiant de tous les
côtés. Quelquefois ces douleurs sont tellement vives qu'on serait
tenté de croire à une métrite aiguë, surtout lorsqu'il s'y joint des
vomissements ; mais l'absence de la fièvre et la disparition rapide
et complète des accidents par un traitement comparativement trivial

suffiront pour éclairer le médecin à l'égard de la maladie à laquelle il a affaire.

Quelquefois il se présente des cas assez embarrassants pour le médecin par la multiplicité et la grande variété des désordres fonctionnels qui se manifestent sur les points plus ou moins éloignés de l'utérus, dont il est souvent la seule et unique cause. L'organe utérin étant lui-même, soit directement, soit par réflexion, le siége de lésions variées, devient à son tour le centre pathogénique ou foyer d'irradiation de toutes sortes d'actes morbides qu'il importe de rapporter à leur véritable source.

L'exploration de l'utérus est le seul moyen par lequel on peut découvrir la nature des lésions dont il est si souvent le siége, et qu'on trouverait aussi bien chez les jeunes filles s'il était facile, s'il était permis de se livrer à ce moyen précieux.

On a confondu encore la métrite avec une maladie *tuberculeuse de l'utérus*, et même avec le *cancer*, dont on a fait les produits de l'inflammation par dégénérescence. Rien n'est plus faux, car ces états morbides sont essentiellement distincts les uns des autres ; ils ne se transforment jamais et ils n'ont aucun rapport avec la métrite, excepté peut-être comme causes directes ou indirectes d'une phlegmasie utérine, et c'est ici que ressortira la juste valeur non-seulement des moyens explorateurs, mais aussi celle des recherches de l'anatomie pathologique associée à l'étiologie et à la symptomatologie.

PRONOSTIC. — Ayant déterminé la nature réelle d'une maladie, il importe de savoir à quel degré elle est arrivée, afin de faire un pronostic aussi exact que possible. Parmi toutes les branches de la science médicale, aucune peut-être n'est plus importante pourle médecin, comme elle doit être rassurante pour le malade. Souvent, dans l'inquiétude, les amis du malade, qui regardent le médecin comme un second dieu, l'importunent pour connaître l'issue de la maladie : on ne doit jamais donner une réponse trop positive ou trop rassurante, car elle peut être ignominieusement démentie, surtout si la métrite est arrivée à l'état chronique ou qu'elle soit associée avec une affection ou une diathèse. Toutefois, en faisant un pronostic on ne doit jamais perdre de vue les lois de la pathologie générale, les antécédents de la maladie, l'hérédité diathèse, etc., qui tous influent beaucoup sur la marche et la terminaison de la maladie.

Nous avons vu que la métrite chronique en elle-même n'est pas directement ou indirectement fatale ; néanmoins elle doit toujours être regardée comme grave, ennuyeuse pour la femme, embarrassante pour le médecin, à cause de ses effets fâcheux, secondaires, généraux et locaux, sur l'organisme et sur l'accomplissement des plus importantes fonctions de la vie, qui peuvent être entravées pendant des années, et constituer ainsi le supplice des malades, et le désespoir des médecins ; mais elle offre une proie assurée à l'avidité de certains charlatans. Cependant, considérée en elle-même, on peut dire que la métrite chronique est une maladie légère et parfaitement curable ; si elle prend le caractère d'opiniâtreté, cela est dû plutôt aux diverses influences auxquelles l'organe utérin est inévitablement soumis dans les conditions particulières où la femme se trouve placée dans l'ordre social.

On peut en dire autant pour la métrite aiguë, et la preuve qu'elle n'est pas en elle-même dangereuse, c'est que lorsqu'elle est traitée d'une manière convenable elle se termine, dans la grande majorité des cas, en résolution, ou bien elle passe à l'état chronique. Hors de l'état puerpéral, elle se termine rarement par la mort, du moins si elle reste sans complication grave. Toutes les femmes affectées de la métrite sont, à quelques exceptions près, frappées de stérilité, et il est encore heureux qu'il en soit ainsi, car, comme nous l'avons déja noté, si, malgré l'affection utérine, la femme devient enceinte on a tous les accidents de la puerpéralité à redouter. On comprendra aussi que la gravité de cette affection peut encore dépendre si elle se localise dans le col utérin ou si elle occupe la totalité de l'organe. En tout cas c'est le devoir d'un praticien consciencieux d'expliquer à la patiente la vraie nature de sa maladie et de pas donner la fausse espérance d'une guérison complète ; car, pour les raisons que nous avons indiquées plus haut, cela est presque impossible. Toutefois il ne fera que la moitié de son devoir s'il n'explique pas à la malade que, tout en étant affectée d'une maladie inguérissable, elle n'est pas en elle-même mortelle, et que, par l'abstinence de tout excès et l'observance rigoureuse des moyens hygiéniques bien dirigés, on peut encore rendre la vie supportable jusqu'au terme généralement accordé à notre existence.

Comme la thérapeutique avec certaines modifications est à peu rès la même pour toutes les maladies utérines, je me propose de réserver ce sujet pour la fin de ma thèse et d'aborder de suite l'histoire des autres phlegmasies.

ENDOMÉTRITE.

Synonymes. — Métrite membraneuse ou muqueuse, métrite superficielle, catarrhe ou inflammation catarrhale de l'utérus, métrite interne.

DÉFINITION. — Comme son nom l'indique, c'est l'inflammation de la membrane muqueuse qui tapisse l'intérieur de la cavité de l'utérus ; elle comprend aussi la membrane muqueuse qui recouvre la face interne et externe du col de l'organe.

L'endométrite, ou la métrite membraneuse, se divise en aiguë et en chronique, et elle renferme divers éléments morbides dont nous ne traiterons que très-brièvement, vu que nous en avons déjà parlé à plusieurs reprises dans le courant de cette thèse.

CARACTÈRES DE LA MÉTRITE MEMBRANEUSE. — L'inflammation de la membrane muqueuse utérine est une maladie très-fréquente, et de toutes les maladies utérines celle qui est la plus commune, mais le plus souvent elle passe inaperçue, en raison de la légèreté de ses symptômes. Elle peut être observée à tout âge et chez tous les tempéraments ; mais, comme toutes les affections catarrhales, elle affecte principalement les sujets lymphatiques et scrofuleux.

Anatomiquement, elle se caractérise par les mêmes lésions qui sont observées dans la membrane muqueuse, telles que la rougeur plus ou moins vive, tantôt uniforme, tantôt et le plus souvent marquée par des points ou des arborisations vasculaires très-fines ; l'arbre de vie est bien développé, et les papilles de la muqueuse externe et interne du col sont aussi fortement injectées et se pré- sentent sous forme de petites saillies ou de villosités membraneuses à la surface de la membrane enflammée.

Lorsque l'action phlegmasique est bornée à la membrane muqueuse, on trouve dans la cavité utérine une quantité plus ou moins considérable de mucus ou muco-pus d'une consistance variée et plus ou moins chargé de sang. On trouve aussi, mais très-rarement, de petites exulcérations très-superficielles disséminées çà et là sur toute l'étendue de la cavité utérine. Le plus ordinairement on rencontre une simple dénudation, ou exfoliation épithéliale de la surface externe du col utérin, qui pénètre plus ou moins profondément dans sa cavité.

Cette tendance spéciale à l'ulcération ou à l'exfoliation épithéliale qui donne lieu à la sécrétion pathologique qui l'accompagne est le caractère de la phlegmasie des membranes muqueuses en général, et ainsi on peut expliquer les hypercrinies leucorrhéiques si communément observées dans la métrite membraneuse.

Quelquefois, mais très-rarement, on constate la présence de fausses membranes tapissant la cavité utérine, constituant ainsi la forme de la *phlegmasie exsudative plastique diphthéritique ou pseudo- membraneuse*. Mais cette forme n'a aucun rapport avec la métrite ordinaire ni avec la dysménorrhée membraneuse ; elle est d'une nature spécifique, elle n'est observée que dans les affections diph- théritiques, et on la constate aussi dans certaines formes de la fièvre scarlatine, et surtout dans les maladies puerpérales. Dans cette affec- tion, les fausses membranes sont observées principalement autour du museau de tanche, et en général elles sont intraitables à tous les moyens locaux. La formation de ces membranes croupeuses est évidemment due à un état général qui n'est pas encore bien saisis- sable, et quelques auteurs l'ont attribuée à une origine syphilitique, mais ceci n'est pas encore mis tout à fait hors de doute.

Outre ces lésions de la métrite membraneuse, on constate l'épaississement du tissu entier de la membrane muqueuse, qui se laisse détacher facilement, et chez les femmes qui ont eu plusieurs enfants on voit, à travers le museau de tanche, qui est plus ou moins fortement entr'ouvert, la membrane intra-cavitaire du col diversement altérée, mais chez les multipares la rougeur est plus uniforme. De cet orifice on voit sortir des mucosités plus ou moins adhérentes, épaisses et transparentes au début ; mais, à mesure que la phlegmasie progresse, ce mucus change de caractère, devient opaque et plus fluide et tombe dans le vagin. On peut trouver aussi soit comme cause, soit comme résultat de la métrite membraneuse, une vaginite ou une vulvite indépendante de toute influence spécifique, et dans les cas où la phlegmasie de la membrane muqueuse utérine a gagné le tissu propre de l'organe, on trouve alors, outre ces lésions, les caractères propres à la métrite parenchymateuse, comme l'augmentation du poids de l'organe, dont nous avons déjà parlé.

Mais c'est principalement sur la membrane muqueuse du col, externe ou interne, qu'on trouve des ulcérations dans toutes leurs variétés et formes, depuis la simple excoriation ou dénudation de l'épithélium, jusqu'à des ulcérations pustuleuses. La membrane muqueuse ainsi dénudée se présente sous divers aspects : tantôt on trouve à la surface externe du col de petites vésicules, des saillies et des aspérités qui ressemblent à celles de l'eczéma, de l'herpès ou de la gale, tantôt on trouve une apparence qui rappelle de petites vésicules qu'on nomme des *sudamina*, ou bien des papilles du derme dénudé par un vésicatoire. Tous ces aspects sont dus à l'hypertrophie des glandules simples qui sont situées à l'extérieur du col. Quelquefois ces saillies ressemblent à des bulles d'herpès que l'on rencontre au pourtour de la bouche, de la vulve et du vagin. Après quelque temps, ces saillies s'affaissent, et donnent lieu à des aphthes superficiels rougeâtres et douloureux ; ou bien il s'établit une exfoliation épithéliale et une exulcération de la surface externe du col qui donne naissance à l'hypercrinie leucorrhéique, affections auxquelles nous avons fait allusion plus haut.

Dans d'autres cas, la membrane muqueuse externe présente des ulcérations qui débutent par la formation de vésico-pustules, ou elles succèdent à de petits abcès pustuleux disséminés sur le champ du col utérin ; ou bien on observe des ulcérations qui ont leur point de départ dans l'inflammation des follicules clos qui sont situés sur la portion de la membrane muqueuse qui en tapisse l'intérieur du col et qui sont désignés sous le nom d'*œufs de Naboth*. Quelquefois ces follicules, distendus, hypertrophiés, franchissent la portion intra-cavitaire et forment des kystes plus ou moins volumineux que l'on peut observer dans le vagin.

Telles sont les lésions anatomiques de la *métrite ulcéreuse*, qu'il faut distinguer de la phlegmasie membraneuse proprement dite ; car celle-ci, contrairement à l'autre, comprend invariablement tous les éléments à la fois dont se compose la membrane muqueuse, tandis que dans les lésions dont nous venons de parler l'inflammation peut être limitée à un ou plusieurs éléments, ou elle peut s'étendre dans toute son épaisseur, de même que l'on peut aussi la remarquer dans la membrane muqueuse buccale et dans la peau. Enfin on observe aussi des ulcérations végétantes ou papillaires ayant leur siége principal, comme leur nom l'indique, dans le corps papillaire de la membrane muqueuse qui recouvre le col et qui ont donné leur nom à l'état morbide désigné *métrite granuleuse*.

Celle-ci est une inflammation d'une nature à la fois ulcéreuse et végétative, et elle est marquée par une rougeur plus ou moins vive ou plus ou moins foncée; toute la surface du col utérin comprenant les deux lèvres est uniformément colorée. D'autres fois la coloration rouge est plus intense sur la lèvre postérieure, qui est accompagnée d'une desquamation épithéliale présentant une surface couverte de granulations brillantes, si bien comparées à la fraise ou à la framboise avec leurs petits grains brillants.

Du reste, pour avoir une idée précise de la nature de cette lésion, je ne puis mieux faire que de citer textuellement la définition donnée par M. le professeur Monneret, à qui je suis redevable de la plus grande partie des notions claires et systématiques sur les maladies utérines que j'ai recueillies à ses leçons faites à la Faculté: « Pour nous, dit le savant professeur, la métrite granuleuse est

caractérisée par la desquamation de l'épithélium pavimenteux de la
membrane muqueuse utérine, qui laisse à nu les anses élégantes
des papilles vasculaires érigées par l'hyperémie inflammatoire dont
elles sont le siége. Il en résulte des végétations, des granulations,
et une hyperémie qui s'accompagne d'autres actes morbides, tels
que l'hyperémie sécrétoire et la leucorrhée. Ces granulations se
présentent quelquefois sous forme de tumeurs plus ou moins volu-
mineuses, charnues, rouges, érectiles, rappelant les végétations
vénériennes que l'on observe sur les organes génitaux de l'homme
ou de la femme, prenant parfois une coloration livide, comme s'il y
avait un obstacle à la circulation capillaire (1). »

La métrite granuleuse a été confondue à tort avec la métrite
proprement dite, en la regardant comme signe pathognomonique
de l'inflammation du parenchyme utérin ; la métrite granuleuse
n'est en rapport direct qu'avec la phlegmasie de la membrane muqueuse, qui est tout à fait distincte de la métrite parenchymateuse,
quoique l'une ou l'autre lésion puisse coexister comme complication, surtout avec la métrite chronique. Du reste, toutes ces lésions
sont très-fréquemment associées avec la métrite ; et il y a des auteurs
qui leur ont attaché une telle importance qu'ils voyaient en elles
toute la pathologie utérine, attachant aux altérations pathologiques du segment supérieur une importance toute secondaire. Nous
savons au contraire, comme nous l'avons déjà remarqué, que la
vraie manière d'envisager les maladies utérines est de considérer
l'appareil entier, tout en faisant la part de la signification qu'il
faut attacher à l'augmentation du volume, aux hypertrophies glandulaires, aux granulations et ulcérations, que l'on observe à son
col ou extrémité inférieure, lésions qui sont souvent produites par
des causes purement locales.

SYMPTÔMES. — Les symptômes de la métrite membraneuse sont
à peu près les mêmes que ceux de la métrite parenchymateuse, et

---

(1) Monneret, *Pathologie interne*, t. 2, p. 145; 1865.

comme ces derniers, ils peuvent être distingués en symptômes locaux et en symptômes généraux.

Outre les signes ordinaires de l'inflammation constatés par le
toucher et l'exploration à l'aide du spéculum, les malades éprouvent une chaleur intense, une sensation de gêne, de plénitude et
de tension dans la profondeur du petit bassin, sans être accompagnée de beaucoup de douleurs. Toutefois les relations sexuelles sont
toujours pénibles, douloureuses et insupportables, et on remarque
aussi quelques symptômes de voisinage que nous avons remarqués
dans la métrite parenchymateuse, tels que la constipation et la
dysurie, qui peuvent exister indépendamment de toute lésion matérielle dans le canal intestinal ou dans celui de l'urèthre.

La métrite membraneuse commence souvent par du prurit et de
l'ardeur dans le vagin ; puis au bout de quelque temps cette phlegmasie est marquée par une hypercrinie plus ou moins abondante,
présentant tous les caractères que nous avons notés en décrivant
les complications de la métrite. L'hypercrinie leucorrhéique est le
propre de la métrite membraneuse, comme elle est aussi la mo-
dalité la plus commune de la phlegmasie des membranes muqueuses
en général : de là la dénomination de *catarrhe* donnée à cette classe
de maladies.

Quelquefois la membrane utérine exhale une certaine quantité
de sang qui s'écoule en dehors sous forme de stries rouges qui
tranchent sur le liquide leuchorréique. Ces derniers phénomènes
sont observés surtout à l'époque des règles, et ils sont aussi aug-
mentés par les excitations vénériennes immodérées, par la marche,
par la fatigue de toute nature. On observe aussi des troubles dans
la menstruation : les règles sont ou supprimées ou seulement modi-
fiées dans leur quantité. Mais, de tous les troubles de la menstruation, c'est la ménorrhagie qui caractérise la métrite membraneuse,
surtout lorsqu'elle est associée au développement d'un corps fibreux,
d'un kyste, de tumeurs intra-utérines, de maladies de l'ovaire, des
trompes, des ligaments larges, du tissu cellulaire péri-utérin et des
affections cancéreuses de l'organe. Du reste, l'hémorrhagie utérine
peut être considérée comme caractéristique de toutes les maladies

utérines, quelle que soit leur nature, quel que soit leur siége ; car l'utérus, par sa fonction mensuelle, est disposé à l'hémorrhagie, même
dans l'état normal, à plus forte raison lorsqu'il est le siége d'un
stimulus pathologique entretenu par ces états morbides, y compris
le stimulus inflammatoire, qui aura la tendance de provoquer en
lui le molimen hémorrhagique, et c'est seulement lorsqu'il y a une
altération du sang, comme dans la chloro-anémie, et lorsque les
deux ovaires sont profondément lésés, qu'il y a aménorrhée ou
absence complète du flux cataménial.

Coexistant avec ces phénomènes, on constate en outre l'augmentation très-marquée, en volume et en poids, du col et du corps
de l'utérus, surtout lorsque la phlegmasie membraneuse est compliquée d'une métrite parenchymateuse. Sur la surface du col utérin on voit de plus et on sent les inégalités produites par les granulations et les érosions que nous avons notées plus haut.

Les symptômes généraux de la phlegmasie membraneuse sont
les mêmes que ceux de la métrite parenchymateuse, mais avec
moins d'intensité. Elle peut être confondue avec la congestion de
la membrane muqueuse utérine, et même avec la métrite proprement dite, dont les caractères sont tout à fait distincts. Toutefois
je dois remarquer que l'hyperémie membraneuse est un état presque physiologique de l'appareil utérin en raison de sa prédestina-
tion fonctionnelle, et par conséquent elle sera plus communément
rencontrée dans la pratique que la phlegmasie, surtout chez les
femmes nouvellement mariées, chez les filles publiques et toutes
celles qui font abus des plaisirs vénériens.

MARCHE *de la métrite membraneuse.* — En général, la métrite
membraneuse aiguë, comme toutes les inflammations simples des
membranes muqueuses, a une marche assez courte, et quelquefois
elle se guérit spontanément et avec facilité dans six ou huit jours ;
mais le plus souvent, lorsqu'elle est mal traitée ou abandonnée à
elle-même, elle passe à l'état chronique ; dès lors elle prend rang
parmi les maladies les plus rebelles et qui résistent à tous les
moyens de la science. Cette opiniâtreté est encore augmentée par

la persistance des causes auxquelles les **femmes sont** constamment exposées, surtout par l'hyperémie mensuelle qui entretient pour ainsi dire sa vitalité, et par l'habitude, qui est une sorte de seconde nature, cet état pathologique catarrhal peut durer, même après la ménopause, surtout s'il est compliqué d'une métrite chronique ou d'une constitution diathésique.

Quant à la métrite granuleuse, elle affecte ordinairement la forme chronique et on peut dire qu'elle constitue le type de chronicité. Elle est marquée surtout par la persistance de la leucorrhée qui l'accompagne, et sa durée peut s'étendre à plusieurs années, et même à toute l'existence, à moins que la malade se soumette à un traitement judicieux, énergique et bien dirigé. Mais ni dans ce cas ni dans la métrite parenchymateuse, la terminaison n'est directement fatale, et si la mort survient, on peut presque invariablement l'attribuer à des complications graves ou à son influence sympathique réactionnelle sur les fonctions vitales de l'organisme.

ÉTIOLOGIE. — Les causes de la métrite membraneuse sont analogues à celles des autres affections catarrhales, et elles sont en outre, à peu de chose près, celles de la congestion utérine et de la métrite parenchymateuse.

La métrite peut être développée spontanément, c'est-à-dire sans cause appréciable, ou elle peut être produite par l'extension de la phlegmasie du tissu propre de l'utérus ou de ses annexes, ou bien par une vaginite ou une vulvite. Ces dernières sont souvent le résultat du froid, d'une fièvre éruptive comme la scarlatine, ou de l'onanisme, pratique vicieuse qui n'est pas rare, même chez les enfants de l'âge de 4, 6 et 8 ans. Elle peut être produite aussi par l'extension d'une blenorrhagie, mais les causes les plus ordinaires sont les troubles menstruels et la puerpéralité dans toutes ses phases diverses; ce sont encore les excitants directs, tels que les excès vénériens, la masturbation. les causes physiques ou mécaniques, les pessaires, la malpropreté, etc., la présence des corps étrangers en contact avec le col utérin. On a prétendu aussi que la leucorrhée déterminait ou entretenait les lésions qui se présentent dans la métrite membraneuse, tandis qu'il est incontestable que ce sont plutôt les lésions qui produisent et entretiennent la leucorrhée.

Nous avons vu, en parlant de l'étiologie des phlegmasies utérines en général, que chaque diathèse avait sa prédilection pour certains tissus ; ainsi nous avons assigné la membrane muqueuse pour la diathèse scrofuleuse ; et effectivement, quoique tous les tempéraments soient plus ou moins susceptibles aux affections catarrhales, il est incontestable qu'elles sont incomparablement plus fréquentes chez les sujets scrofuleux.

DIAGNOSTIC. — Pour les poumons, pour le cœur, nous avons l'auscultation et la percussion pour nous aider à différencier nettement les signes qui appartiennent à tel ou tel tissu, mais ici le médecin se trouve dans le plus grand embarras, et quelquefois il est même impossible de fonder un diagnostic précis, à cause de l'analogie qui existe entre les symptômes de toutes les phlegmasies utérines ; ou, en d'autres termes, les symptômes locaux et généraux sont pour la plupart communs à toutes, et ce n'est que par leurs caractères anatomiques qu'on peut les distinguer les unes des autres. Cependant il y a certains symptômes par lesquels on peut arriver à un diagnostic assez net, et quoiqu'ils n'appartiennent exclusivement qu'à la métrite membraneuse, c'est plutôt par leur degré d'intensité qu'on peut diagnostiquer la phlegmasie d'un tissu de la phlegmasie des autres.

D'abord, la phlegmasie de la membrane muqueuse utérine est aussi fréquente que la métrite parenchymateuse et la périmétrite sont rares, surtout avant l'âge de puberté et après la ménopause. Dans la métrite membraneuse, les symptômes locaux et généraux sont moins accentués, *la douleur* et *la fièvre* sont moins intenses, et on peut exprimer le degré d'intensité de la plupart des phénomènes appartenant à chaque forme de la phlegmasie utérine par les degrés de comparaison dont on se sert dans la grammaire : le positif, le comparatif, et le superlatif, et dans l'ordre qui suit. Ainsi nous assignerons le positif ou premier degré à l'*endométrite*, le comparatif à la *métrite parenchymateuse*, et le superlatif à la *périmétrite*.

Outre l'intensité, il y a un autre caractère de la douleur qui peut
être utile pour faire un diagnostic; ainsi *les douleurs* dites expulsives
appartiennent exclusivement à l'inflammation du tissu propre de
l'utérus, et lorsqu'elles existent on peut les considérer comme pathognomoniques de cette phlegmasie, tandis que les douleurs qui
accompagnent l'inflammation de la membrane muqueuse sont pe-
santes, sourdes, invariables dans leur nature, et lorsque l'inflammation atteint la couche péritonéale, les douleurs, comme nous le
verrons plus tard, sont vives au début, puis elles deviennent obscures, exacerbantes, s'irradiant dans le bassin. Mais tous ces
caractères n'impliquent que les degrés de violence affectant les divers tissus, et non une forme spéciale de l'inflammation.

Il y a encore un autre phénomène qui peut nous éclairer à l'é-
gard du tissu affecté, je veux parler des *nausées* et des *vomissements*.
Dans la phlegmasie membraneuse et la métrite proprement dite, les
nausées et les vomissements sont excessivement rares, et toutes les
fois qu'ils existent on doit soupçonner une complication de la phlegmasie de la membrane séreuse, soit avec la portion qui enveloppe
l'organe, soit avec une portion plus éloignée.

De plus, les phlegmasies utérines sont encore distinguées par le
caractère de l'*hétérocrinie* qui les accompagne: ainsi, dans l'endométrite, dès le commencement, il y aura une hypercrinie plus ou moins
abondante, qui d'ailleurs est caractéristique de la phlegmasie de
toutes les membranes muqueuses; tandis que les deux autres phlegmasies utérines sont caractérisées par l'*acrinie*, à moins qu'il y ait
une complication de la métrite membraneuse.

La nature de l'hétérocrinie utérine peut aussi servir comme un
moyen de diagnostic pour dististinguer une *congestion* de la phlegmasie utérine: ainsi, dans l'hyperémie simple, il y aura une simple
hypercrinie, c'est-à-dire augmentation plus ou moins considérable
de la sécrétion normale de l'organe, sans altération de sa qualité;
tandis que dans la phlegmasie nous aurons un liquide plus complexe, plus ou moins consistant, présentant toutes les nuances entre
le petit lait et un liquide visqueux, blanchâtre, jaunâtre ou verdâtre, et quelquefois même coloré de sang, et plus ou moins chargé

de pus et des débris des cellules d'épithélium provenant de la face externe ou interne de la membrane muqueuse du col utérin.

Nous avons déjà noté que l'*hémorrhagie* utérine est aussi le caractère de la phlegmasie de cet organe. Il est vrai que le travail phlegmasique (la suppuration, l'exsudation plastique) est d'une nature peu compatible avec la sortie du liquide sanguin hors des vaisseaux ; mais l'utérus, par exception à la règle générale, en raison des conditions organiques spéciales créées pour l'accomplissement de certaines fonctions qui lui sont propres, est éminemment disposé à l'hémorrhagie, et cette propension est encore augmentée par une irritation quelconque dans l'appareil utérin, surtout dans l'ovaire, puisque c'est le propre de cet organe d'être périodiquement congestionné sous l'influence de sa fonction physiologique, c'est-à-dire l'ovulation dont il est le siége, et à laquelle est due l'hémorrhagie mensuelle chez la femme. Mais tous les tissus ne sont pas également susceptibles à l'hémorrhagie, et dans l'utérus, comme du reste ailleurs, c'est la membrane muqueuse qui aura la préférence, ensuite ce sera le tissu propre de l'organe, et en dernier lieu sa tunique séreuse. Ainsi nous pouvons établir comme signe diagnostique que dans l'endométrite la *métrorrhagie* est fréquente, tandis qu'elle est comparativement rare dans les autres phlegmasies utérines.

La *sonde utérine* peut aussi nous donner de très-utiles renseignements à l'égard du siége de la phlegmasie utérine ; mais, comme nous l'avons déjà remarqué, on ne doit jamais se servir de cet instrument dans l'état aigu de l'inflammation. Ainsi, toutes les fois que la sonde pénètre à plus de 0^{m},06 dans la cavité utérine, on peut en général affirmer qu'il y a une phlegmasie chronique de la surface interne de l'utérus. Avec cet instrument on peut de plus apprécier le diamètre du museau de tanche et de l'orifice cervico-utérin, et lorsque l'un ou l'autre est plus large qu'à l'état normal, c'est qu'il existe une endométrite. Mais cela n'est pas infaillible, car il se présente quelquefois des cas sans aucune dilatation, et où au contraire ces orifices sont presque hermétiquement fermés ; de là la stérilité chez beaucoup de femmes. Dans ces derniers cas, c'est le corps seul de l'utérus qui est affecté.

Quant aux *érosions* et aux *ulcérations* qu'on observe sur le col utérin , il importe beaucoup des les distinguer des ulcères syphilitiques ou d'autre nature, mais c'est plutôt sur les symptômes généraux que sur ceux de la lésion locale qu'on peut fonder un diagnostic un peu certain.

PRONOSTIC. — Comme la métrite parenchymateuse, la métrite membraneuse n'a pas beaucoup de gravité par elle-même, mais elle peut en acquérir par ses complications et ses effets secondaires réactionnels sur l'organisme.

Lorsque les symptômes locaux et généraux vont en déclinant d'une manière régulière, ou peut prévoir un bon pronostic, car dans ce cas la phlegmasie se terminera par résolution ou par le passage à l'état chronique, qui, comme la métrite chronique, n'est pas nécessairement fatale; néanmoins c'est une terminaison fâcheuse en raison de l'opiniâtreté de l'affection contre tous les moyens qu'on peut employer. Toutefois, abandonnée à elle-même, la métrite membraneuse n'est pas toujours sans danger, car l'action pathogénique peut se propager aux autres tissus de la matrice et de ses annexes.

PÉRIMÉTRITE.

Synonymes. — Phlegmasie péri-utérine, pelvi-péritonite ou phlegmasie pelvi-utérine, phlegmons péri-utérins, péritonite-utérine; c'est aussi la métrite chronique partielle de Lisfranc.

DÉFINITION. — L'inflammation de la portion du péritoine, et plus particulièrement du tissu lamineux qui recouvre immédiatement l'utérus et les organes que constituent avec lui l'appareil utérin (ligaments larges, trompes).

Quoique rigoureusement parlant la phlegmasie de la membrane séreuse de l'utérus appartienne plutôt à la péritonite du bassin, et quoique l'anatomie descriptive nous apprenne que les membranes séreuses ne font qu'envelopper les organes sans les contenir dans leur cavité, néanmoins cette partie du péritoine, qui n'est qu'une dépendance de la membrane séreuse qui tapisse la cavité abdominale, est si intimement liée à l'appareil utérin par une couche de tissu lamineux, si peu qu'il soit, qu'il est impossible de les séparer sans les déchirer. Il y a un autre caractère que nous devons rappeler ici, c'est la disposition anatomique spéciale de l'appareil utérin à l'égard du péritoine; je veux parler de la situation des annexes de l'utérus et de la libre communication qui existe entre la cavité utérine et celle du péritoine, ce qui constitue un danger réel et un médium assez favorable pour la transmission des états pathologiques de l'un à l'autre organe. De plus, le péritoine utérin, comme nous allons le voir, est, physiologiquement comme pathologiquement, intimement lié avec cet appareil, de sorte que les maladies de l'un retentissent sur l'autre; leurs causes sont aussi presque les mêmes. Toutes ces considérations, et les faits analogues qu'on trouve dans la pathologie générale me paraissent suffisants pour justifier la description ici de cette phlegmasie. La pleurite par exemple est en général décrite avec les maladies des poumons, la péricardite avec celles du cœur, la périhépatite avec le foie, etc. Donc la périmétrite se trouve naturellement rangée avec les phlegmasies de l'utérus.

LÉSIONS ANATOMIQUES. — La phlegmasie péri-utérine appartient plutôt à la puerpéralité, mais on l'observe aussi hors de l'état puerpéral : dans ce cas, c'est ordinairement une maladie secondaire, accompagnant une inflammation aiguë ou chronique de l'utérus, ou le résultat de la propagation de la phlegmasie des ovaires et des organes circonvoisins. Ou bien elle peut être consécutive à une des diverses tumeurs qui se développent dans ces organes, comme les corps fibreux, les cancers, les kystes, etc. Toute la surface externe de l'appareil utérin peut être le siége de cette phlegmasie (péritonite utérine), excepté nécessairement la portion vaginale du col qui est recouverte par une membrane muqueuse.

Le tissu lamineux qui entoure immédiatement l'utérus et ses annexes est le siége spécial de cette phlegmasie, mais c'est principalement dans les régions latérales de l'organe, dans l'épaisseur des ligaments larges et au pourtour du col utérin, en arrière et latéralement, que les conditions les plus favorables sont offertes à l'inflammation suppurative.

La phlegmasie péri-uterine ne s'étend ordinairement pas au delà des parties du péritoine les plus rapprochées de l'organe primitivement affecté; on l'observe cependant quelquefois étendue à une grande distance de l'utérus, et l'exsudat plastique auquel elle donne naissance forme des adhérences entre tous les organes avoisinants, et même les parois abdominales, le tout formant ainsi une seule masse. Quelquefois ces adhérences ont pour résultat d'établir des brides qui gênent à des degrés variables les fonctions du canal intestinal et celles de la vessie. Il y a alors mécaniquement des constipations opiniâtres, des rétentions de matières fécales et de l'urine. D'autres fois, mais plus rarement, la masse de l'exsudat est plus considérable; il est alors graduellement résorbé, ou bien il subit une décomposition purulente, et le pus, les adhérences préalables ayant été formées, effectue une issue à travers les parois du rectum, du vagin, de l'abdomen, etc., résultat qui n'est pas absolument défavorable; on doit le regarder au contraire comme salutaire, du moins pour un certain temps; car, si le pus est retenu ou épanché dans la cavité péritonéale en quantité, la mort est imminente soit par l'infection purulente, soit par une péritonite générale; mais, lorsque la phlegmasie n'est que très-limitée, ou après un traitement actif, elle peut se terminer par des adhérences partielles, ou plus rarement par une résolution complète.

Quelquefois on trouve dans la cavité péritonéale une sérosité plus ou moins chargée de fibrine et de pus, ou bien on trouve des fausses membranes, d'épaisseur et d'étendue variables, qui ressemblent aux fausses membranes des autres séreuses. Outre ces lésions on constate que la membrane séreuse est rouge, injectée ou couverte d'une exsudation concrète, ou bien un épanchement lactescent baignant la surface péritonéale de l'utérus et celle des organes contigus.

On rencontre aussi des tumeurs sous-péritonéales de nature

phlegmoneuse, ayant leur point de départ dans le tissu lamineux, et qui en général forment des adhérences tantôt entre l'utérus et ses annexes, tantôt entre ceux-ci et les organes renfermés dans la cavité pelvienne, ou plus souvent encore avec les parois mêmes du petit bassin. Rien n'est plus variable que la nature, le siége, le volume et la forme de ces tumeurs, qui, d'après les auteurs qui ont écrit le plus récemment sur ce sujet, ne sont pas des phlegmons proprement dits; elles ne sont que des péritonites chroniques partielles qui constituent les parois de ces tumeurs. Lorsqu'on examine les tissus qui entrent dans la formation de ces tumeurs, on trouve des cavités plus ou moins grandes contenant une sérosité purulente, ou même du pus et du sang; le tissu lamineux des organes environnants est aussi infiltré de ces divers liquides : telles sont les altérations anatomiques qui appartiennent en propre à la phlegmasie péri-utérine.

Quoique la résolution de la tumeur pelvienne soit la terminaison la plus fréquente, il n'est malheureusement pas rare que l'action pathogénique soit portée sur le tissu propre et la membrane muqueuse de l'utérus, d'une part, et les ovaires, de l'autre. Dans ce cas, outre les lésions qui ont été décrites, nous trouverons celles de l'ovarite, qui consistent en une collection purulente dans l'intérieur de l'organe, l'épaississement et l'induration de son tissu lamineux ; sa tunique péritonéale porte aussi les signes de la phlogose, l'organe contracte des adhérences avec les tissus environnants, et lorsque la phlegmasie est portée à un degré extrême, il est rare que la fosse iliaque qui correspond à l'ovaire ne devienne pas le siége d'une tuméfaction ou d'un empâtement dont l'existence est difficile à reconnaître. De plus, on trouve une déformation des pavillons, l'oblitération des trompes, etc., altérations difficiles à diagnostiquer pendant la vie, si ce n'est par la stérilité absolue si souvent observée dans ces cas. Quelquefois l'action phlegmasique s'étend même jusqu'au grand péritoine, et peut ainsi occasionner des accidents graves qui constituent par eux-mêmes des états morbides distincts.

Les phlegmons ou les abcès rétro-utérins se trouvent quelquefois comme complication ou résultat de la phlegmasie péri-utérine : les derniers sont situés dans la cavité même du péritoine, tandis

que les tumeurs phlegmoneuses sont situées dans le tissu lamineux
qui se trouve si abondamment en arrière entre le vagin et le péritoine qui revêt le cul-de-sac rétro-utérin.

Outre les lésions de la cavité pelvienne, il y en a encore d'autres,
qu'on peut trouver associées à cette affection; je veux parler de l'o-
blitération des veines principales du bassin et de l'abdomen, des
veines iliaques et fémorales, et même de la veine porte, lésions notées par MM. Mélier, Tardieu et autres observateurs, chez les femmes
mortes en couches. Les lymphatiques de l'utérus et du bassin, ont
été trouvées remplies de pus dans les mêmes conditions.

Un autre résultat ou complication qui caractérise cette affection
se trouve dans les déplacements utérins, surtout l'abaissement, la
position anormale étant due à des adhérences avec les tissus et les
organes environnants.

Outre ces lésions, on peut rencontrer aussi des dépôts tuberculeux,
des petites granulations très-nombreuses, principalement fibro-
plastiques souvent confondus avec les tubercules, et qu'on trouve
dans les autres membranes séreuses lorsqu'elles sont affectées d'inflammation aiguë ou chronique, occupant non-seulement la surface
de l'utérus et de ses annexes, mais, comme l'a si bien démontré le
Dr Brouardel (thèse 1865, page 43), les cavités péritonéales accidentelles limitées par des fausses membranes, et dans d'autres points
du péritoine. Dans ces cas tout l'appareil utérin est réuni en
masse, et les annexes se trouvent accolées en arrière de l'utérus;
la trompe est rétractée, flexueuse, oblitérée à son orifice abdominal, et son intérieur est aussi rempli de matière tuberculeuse : ce
produit morbide s'accumule par places formant une sorte de cor-
don monoliforme, dont les intervalles sont limités par les brides
péritonéales, donnant au toucher une sensation analogue à celle que
donnent les vésicules séminales distendues par la matière tuberculeuse. Les ovaires sont eux-mêmes enveloppés par des fausses membranes, et les trompes étant ainsi gênées dans leurs fonctions, la
stérilité est le résultat inévitable. Ces caractères n'ont aucun rapport avec la phlegmasie péri-utérine, mais ils auront une valeur positive dans la détermination du diagnostic. Toutefois je dois noter

que, lorsque ces lésions existent avec une péritonite utérine, il est probable que les tubercules qu'on trouve à la surface péritonéale en sont la cause, tandis que les granulations sont un effet de la maladie.

Symptômes. — La phlegmasie péri-utérine est aiguë ou chronique, et ses symptômes correspondent, non-seulement à ces deux phases, mais aussi à des lésions multiples qui constituent la maladie, et les complications nombreuses qui la caractérisent. Les symptômes s'annoncent par des accidents du côté de l'utérus, des ovaires, par des douleurs continues dans le bas-ventre, vives au début, puis obscures, quelquefois limitées, quelquefois s'irradiant du côté des reins, des aines et des cuisses. Le palper abdominal et le toucher augmentent ces douleurs; il en est de même pour la marche, la miction, les rapports sexuels, la défécation, la menstruation, et à mesure que la phlegmasie se développe dans la couche péritonéale, les symptômes sont encore marqués par des vomissements qui contiennent du mucus, ou du mucus mêlé de bile; ils sont presque toujours en rapport avec le développement de l'inflammation péritonéale, et quelquefois même ces vomissements deviennent opiniâtres, incoercibles, surtout lorsque la phlegmasie s'associe à la grossesse. Le pouls est petit, concentré, dur et fréquent; quelquefois, mais rarement il y a des hoquets, ce symptôme n'étant observé que lorsque la phlegmasie a gagné le péritoine abdominal; dans ce cas la physionomie est profondément altérée, la face devient pâle, et les traits sont comme tirés en haut, et portés vers le front; la peau est sèche ou couverte d'une sueur froide, etc. Il peut y avoir de la diarrhée, mais rarement, c'est plutôt la constipation qui caractérise cette affection. Outre ces symptômes, il y a une excitation fébrile plus ou moins accentuée qui ne manque jamais au début, surtout lorsqu'il s'agit de la puerpéralité, état qui est du reste le point de départ presque constant de cette maladie. Dans ces cas, immédiatement après l'accouchement ou un avortement spontané ou non, ou à une époque plus ou moins éloignée, s'étendant quelquefois à plusieurs semaines, on voit paraître les phénomènes que nous venons de décrire; mais il y a encore d'autres signes dont on doit tenir compte, afin de pouvoir bien diagnostiquer la nature de la maladie.

Au toucher, on sent en avant, en arrière ou sur les côtés, ou tout autour de l'utérus une espèce de tumeur, un empâtement mal limité ou une vraie tumeur plus ou moins arrondie, immobile, et soudée à l'utérus, et lorsqu'elle s'est solidifiée elle devient dure, et elle acquiert dans certains cas, des proportions assez considérables pour faire saillie vers le vagin. Quelquefois même, la tumeur peut être sentie à travers la paroi abdominale; mais c'est par le toucher rectal qu'on peut le mieux atteindre la tumeur. Quelquefois on la trouve bosselée, de consistance pâteuse, résistante, devenant molle ou fluctuante lorsque la suppuration a lieu. Le volume apparent de cette tumeur est en rapport avec l'étendue de ses adhérences avec les organes environnants, mais elle est séparée du col utérin par un sillon plus ou moins profond, et que, par un examen superficiel, l'on pourrait facilement prendre pour une déviation utérine, surtout une rétroflexion, une tumeur fibreuse, une tumeur ovarique, etc.

On peut encore constater par la percussion la présence de l'exsudat qui accompagne cette affection, surtout lorsque l'épanchement a été considérable. Le siége de l'épanchement modifie sensiblement l'ensemble des symptômes, et les fonctions des organes avoisinants sont plus ou moins troublées : de là ces constipations opiniâtres où les ténesmes d'une part, et la rétention ou envie d'uriner fréquente, de l'autre, suivant que la tumeur est située postérieurement à l'utérus ou entre celui-ci et la vessie. Outre ces symptômes de voisinage, nous retrouverons encore ici les signes fonctionnels que nous avons constatés dans les autres phlegmasies utérines : les règles sont supprimées ou viennent à de rares intervalles, la copulation est douloureuse, et n'est accompagnée d'aucun plaisir; il y a une leucorrhée abondante continuelle ; mais ce dernier signe ne paraît que lorsque le mal est devenu chronique, ou lorsqu'il est associé à une métrite membraneuse : dans ce cas, le col utérin se trouve affecté de diverses manières qu'on observe dans la maladie que nous venons de nommer. Il faut encore noter ici la possibilité de tous les troubles de la conception; mais cette maladie est plutôt caractérisée par une stérilité complète souvent incurable, et qui est un des effets temporaires ou définitifs les plus constants, soit qu'elle tienne à des lésions que nous avons indiquées plus haut, soit à un trouble sympathique de fonction.

Quand le mal se prolonge, d'aigu ou subaigu qu'il était, ou lorsque même l'inflammation était chronique d'emblée, les douleurs deviennent sourdes, toujours augmentées par la pression, et en général elles sont marquées par des exacerbations plus ou moins accentuées, surtout vers le soir ou pendant la digestion; elles sont aussi accompagnées d'un mouvement fébrile dans ces conditions. Cet état, fébrile d'abord, mal caractérisé, intermittent, puis rémittent, prend le caractère d'une fièvre hectique lorsque le travail suppuratif persiste, et les organes affectés sont profondément altérés : dans ce cas, on remarque la fréquence nocturne du pouls, la sécheresse de la peau, qui devient ensuite visqueuse, et un état de marasme avec une diarrhée colliquative, et tous les signes de la consomption qu'on observe dans la métrite chronique et quand les affections cancéreuses surviennent. Mais ce n'est pas toujours la marche de cette phlegmasie : le plus souvent on voit survenir une chloro-anémie, il y a de la langueur, la perte des forces, et, avec ces symptômes, on remarque les névroses gastro-intestinales, les névralgies et un état névropathique qu'on observe dans la métrite chronique, rendant la vie de la femme pénible et douloureuse; condamnée ainsi à interrompre ses occupations et à se priver de ses plaisirs, elle est obligée pendant une grande partie de son existence de garder le lit; alors surviennent tous les inconvénients de cette triste position : l'appétit se perd, ou la patiente ne mange qu'avec une répugnance extrême, la digestion se fait mal, et, comme suite d'une cruelle inanition, la nutrition générale se modifie, un dépérissement progressif en est le résultat, et, après un temps variable, mais s'étendant rarement au delà d'une année, la malade finit par succomber.

MARCHE, DURÉE, TERMINAISON. — La marche de la périmétrite ou phlegmasie péri-utérine affecte presque toujours la forme chronique, mais elle est aussi souvent aiguë, surtout lorsqu'elle est la suite d'un avortement ou d'un accouchement naturel ou prématuré et suivant l'étendue de la phlegmasie dans le péritoine. Si la péritonite devient générale, elle marche alors à la manière des maladies les plus aiguës, sa durée ne dépassant pas une ou deux semaines. Quelquefois elle est même très-aiguë et se termine rapidement par la mort en deux ou trois jours, suivant l'intensité de la cause : c'est ce qu'on observe le plus ordinairement dans les épidémies de maladies puerpérales, et même en dehors de cette influence spéciale.

En dehors de la puerpéralité, la péritonite utérine, comme la péritonite abdominale, affecte une marche insidieuse, latente; lorsque la phlegmasie est légère et consécutive à un travail morbide local qui s'est transmis soit de l'utérus lui-même, soit d'un organe voisin; mais, lorsque la phlegmasie est la suite d'une cause diathésique, telle que le tubercule, le cancer, elle prend le caractère chronique d'emblée, sa marche alors est indéterminée, et le travail phlegmasique, graduel et lent, est juste suffisant pour n'y provoquer que des exsudations plastiques, des adhérences ou des épanchements séro-fibrineux, rarement de suppuration.

Dans tous les cas, si la phlegmasie n'est que légère et qu'elle ait subi un traitement actif, elle est susceptible d'une résolution complète, elle se guérit même spontanément; mais, dans ce cas, la résolution ne s'établit qu'après un temps toujours fort long; le plus ordinairement elle se forme des adhérences irremédiables entre les divers organes dans le grand et le petit bassin, produisant ainsi les déplacements utérins si communément observés dans cette affection, auxquels aucun pessaire ni ceinture ne peut remédier. Nous trouverons aussi, comme suite ou résultat de cette phlegmasie non traitée, la difficulté dans la marche et les mouvements du tronc due à ces adhérences, des névralgies sciatiques ou crurales, et, comme nous l'avons déjà noté, l'action phlegmasique peut se propager au tissu utérin lui-même : nous aurons alors surajouté tous les symptômes d'une métrite chronique.

Lorsque le mal est guéri, à l'abattement et à l'irritabilité succèdent le sentiment de bien-être et le retour des forces, et, comme les victimes de la métrite chronique, les malades, se croyant radicalement guéries, sont toujours disposées à en abuser : de là ces rechutes et ces récidives si communes dans les maladies utérines.

En dehors de la puerpéralité, la mort est rarement le résultat immédiat de cette phlegmasie, et lorsqu'elle arrive, elle est ordinairement due à l'extension de la phlegmasie du péritoine, soit à la suite d'épanchements purulents dans sa cavité, soit par l'ouverture d'abcès circonscrits dans le rectum, dans la vessie ou le vagin, ou dans plusieurs organes à la fois, constituant ainsi les fistules vésico-utéro-vaginales et recto-vaginales, comme dans le cas cité en parlant de l'influence de l'hérédité dans les maladies utérines. Dans tous ces cas, la suppuration persiste avec une opiniâtreté extrême qui consomme les forces de la malade ou amène la mort à la suite d'une infection purulente.

ÉTIOLOGIE. — La périmétrite ou phlegmasie péri-utérine est une maladie complexe, et, comme la péritonite générale, on peut la diviser en protopathique et en deutéropathique. La première est comparativement rare, et elle peut être occasionnée par un refroidissement brusque de tout le corps ou de la cavité abdominale, une marche rapide, longue et fatigante, une forte astriction du bas-ventre, comme avec les ceintures hypogastriques et toutes les violences qui peuvent porter sur ou dans cette région, telles que les coups, les chutes, les tentatives d'avortement, le cathétérisme utérin et les grandes opérations chirurgicales. On a signalé aussi les douches vaginales, cautérisations immodérées, comme pouvant déterminer cette phlegmasie. Dans cette catégorie on peut encore comprendre les excès de coït, surtout pendant les règles, et à plus forte raison pendant la grossesse, et si, dans les autres maladies utérines, on a accordé une importance exagérée à cette cause, nous trouverons ici son application justifiée, surtout lorsqu'il existe une disproportion notable entre les organes sexuels de l'homme et de la femme, ou, en d'autres termes, lorsque la femme a un bassin étroit ou peu profond : dans ce cas, le membre viril, agissant comme un

corps contondant, aura l'effet de meurtrir ou de produire des contusions plus ou moins graves dans le col utérin et dans les parties
environnantes. C'est un point trop négligé dans l'intérêt des personnes à marier, et, si on faisait plus attention à ces effets funestes,
nous ne serions pas aujourd'hui les témoins des nombreux accidents
qui en résultent et que nous rencontrons dans la pratique. Parmi
ces effets fâcheux, il n'en est pas de plus important que la stérilité,
et, comme conséquence, le décroissement général de la population,
sans compter les mille souffrances dont les femmes sont les victimes.
Telles sont les causes locales et générales des phlegmasies péri-utérines protopathiques. Nous allons maintenant étudier les causes les
plus communes des phlegmasies deutéropathiques ou secondaires,
sur lesquelles les auteurs en général n'ont pas suffisamment insisté.

La phlegmasie consécutive a pour cause une affection, une maladie
générale ou une diathèse; ou elle se développe sous l'influence
d'une maladie locale par divers procédés, tantôt comme cause mécanique, tantôt en se transmettant jusqu'à l'enveloppe séreuse, son influence pathogénique produisant ainsi une phlegmasie, c'est-à-dire
une maladie différente de celle qui existait primitivement dans l'organe utérin lui-même, ou dans un organe voisin; telles sont les tumeurs de diverses natures, les corps fibreux, les kystes et les maladies diathésiques; mais ces dernières agissent aussi en jetant leurs
produits morbides sur la surface de la membrane séreuse; et y ap-
pelant un travail phlegmasique, déterminent ainsi une péritonite
utérine ou une péritonite du bassin.

Ces maladies diathésiques sont le tubercule, la scrofule et le cancer. On peut en dire autant pour la diathèse dartreuse. Dans tous
ces cas, la phlegmasie affecte une marche primitivement chronique.
On a aussi signalé qu'un rhumatisme et la goutte peuvent également déterminer une phlegmasie péri-utérine; mais, dans ce cas,
elle prend le caractère d'une maladie très-aiguë. On a encore observé que certains exanthèmes, comme la scarlatine, la rougeole et
la variole, peuvent déterminer une péritonite abdominale; ou, pour
mieux dire, la péritonite peut être ici la maladie, la détermination
morbide localisée, de l'affection ou maladie générale; et comme le

péritoine utérin est la continuation de la séreuse abdominale, il est
probable qu'il serait similairement affecté.

Les autres causes indiquées par divers auteurs sont les blennor-
rhagies, les troubles menstruels, surtout une dysménorrhée, ou la
suppression brusque des règles. La phlegmasie de l'utérus et de ses
annexes, comme nous l'avons déjà noté, en est une cause très-
ordinaire.

Mais, parmi toutes ces causes de la périmétrite, il n'en est pas de
plus fréquente ni de plus puissante que la puerpéralité avec ses
trois périodes et toutes les tentatives d'avortement.

DIAGNOSTIC. — Les maladies avec lesquelles on peut confondre la
périmétrite ou phlegmasie péri-utérine sont, en première ligne, la
métrite aiguë, dont les douleurs, surtout à l'époque de l'éruption
difficile et pénible des règles, peuvent faire croire à une inflammation du péritoine utérin. D'un autre côté, dans la périmétrite,
lorsque la masse de l'exsudat auquel elle donne naissance est consi-
sidérable et s'est solidifiée, il peut former une tumeur accessible
par le vagin faisant saillie dans le bassin, et que l'on pourrait
prendre pour une maladie chronique de l'utérus ou des ovaires;
mais le toucher vaginal et rectal, la connaissance des accidents qui
ont précédé, et surtout l'absence ou l'existence des vomissements,
le degré d'intensité de la fièvre et la nature des douleurs, suffisent
dans bien des cas pour faire cesser les doutes.

Elle peut être aussi confondue avec une hystéralgie ou utérus
irritable, un déplacement utérin, surtout l'abaissement et la rétroflexion; avec les engorgements proprement dits de l'utérus, les tumeurs fibreuses, les kystes de l'ovaire; mais, dans tous ces cas, l'absence de fièvre et d'autres symptômes inflammatoires, la mobilité de
l'utérus et la longue durée du mal, font reconnaître ces divers maladies. Mais les maladies avec lesquelles on peut aisément confondre
une phlegmasie péri-utérine sont : une péritonite du bassin, une
phlegmasie de la fosse iliaque des hématocèles péri ou rétro-uté-
rines. Cependant il importe beaucoup d'établir nettement un diagnostic entre ces maladies à cause de la différence du traitement

exigé par chacune d'elles. Je ne peux pas m'occuper ici de différencier tous ces états morbides ; en réunissant tous les symptômes avec
antécédents, les causes, etc., il ne sera pas difficile de déterminer
un diagnostic ; mais, comme il y a une analogie frappante dans l'histoire des hématocèles et de la phlegmasie péri-utérine dans leur
siége, dans leur mode de développement et même dans leur expres-
sion symptomatique, je demande la permission de citer ici les signes
différentiels de ces deux affections. D'abord, en rapprochant des
causes détaillées plus haut les quelques signes que nous allons encore noter, on pourra, dans la plupart des cas, établir le diagnostic.
En examinant l'étiologie de ces deux maladies, nous verrons que le
plus souvent elles sont produites sous des conditions très-dif-
férentes.

Les hématocèles péri-utérines, comme toutes les hémorrhagies
des membranes séreuses, sont, pour la plupart, secondaires ou
symptomatiques d'un autre état morbide, qu'il soit local ou qu'il
soit général ; mais, parmi ces causes, il faut remarquer que c'est l'é-
tat général cachectique de la malade et celui du sang en particulier
qui concourent plus spécialement à favoriser le développement de
l'épanchement sanguin. On ignore complétement l'origine des hémorrhagies péritonéales qui ne sont accompagnées d'aucune lésion
du solide ou du sang. Pour M. Tardieu, l'hématocèle est produite
par la simple exhalation sanguine du péritoine, étant ainsi analogue à la maladie connue sous le nom de *pleurésie hémorrhagique.*

Mais c'est plutôt par les signes physiques ou locaux qu'on pourrait différencier ces deux maladies.

Dans l'*hématocèle*, la tumeur, que l'on peut facilement limiter su-
périeurement, est lisse, arrondie, peu douloureuse, sans bosselure,
molle avec fluctuation plus ou moins manifeste dès le commencement ; cette fluctuation devient moins perceptible et durcit avec le
temps, ou bien la mollesse et la fluctuation augmentent lorsque la
tumeur sanguine devient le siége d'une inflammation suppurative.
Dans ce cas, le diagnostic devient plus difficile, surtout lorsque
l'abcès s'ouvre dans la cavité péritonéale ou dans un organe voisin
qui peut donner lieu à des symptômes aigus qui simulent ceux pro-

duits par l'hémorrhagie. Cependant la longue durée de la pelvi-péritonite, et surtout la nature du liquide qui échappe par le vagin ou le rectum, mettront le diagnostic hors de doute. De plus, dans la phlegmasie péri-utérine, la tumeur se développe graduellement et après la manifestation des symptômes inflammatoires, et si la résolution ne se fait pas, la tumeur s'accroît; elle est comparativement dure ou pâteuse au commencement, devenant molle ou fluctuante lorsque la suppuration ou un épanchement de liquide a eu lieu. Dans l'*hématocèle* au contraire la tumeur est généralement volumineuse dès le commencement et va plutôt en décroissant. Quelquefois la tumeur sanguine augmente de volume, et il est facile de la constater à travers les parois abdominales et même lorsqu'il s'agit de l'hématocèle rétro-utérine. Cette tumeur, située dans le cul-de-sac postérieur, entre l'utérus et le rectum, se montre également de chaque côté de l'hypogastre, et elle peut s'élever même jusqu'à l'ombilic; et lorsqu'on examine la position de l'utérus, on peut trouver l'organe baissé et près de la vulve, mais le plus souvent, entraîné par la tumeur, il se trouve au-dessus du pubis, formant en avant de l'hématocèle une saillie facile à constater. Dans ce cas, le canal vaginal est rétréci et un peu allongé; ses parois, souvent détendues et amincies par la tumeur sanguine, sont violacées et parfois ecchymotiques à une époque plus ou moins éloignée de la maladie.

Cela n'est pas l'état des choses dans la phlegmasie péri-utérine ou pelvi-péritonite. Ici on constate une tumeur excédant rarement le volume du poing à côté du petit bassin et s'avançant sur le grand, au bord duquel il adhère; quelquefois la tumeur est cachée dans le petit bassin, où elle est en quelque sorte enclavée avec l'utérus plus ou moins dévié et descendu vers la vulve; et quoique l'utérus ne fasse pas toujours partie de la tumeur, il est fixé dans le bassin par des adhérences qu'il contracte et qui le rendent ainsi immobile; dans l'*hématocèle*, au contraire, il est en général assez mobile.

Quelquefois la tumeur pelvienne, que ce soit une hématocèle ou une douleur phlegmoneuse, n'ayant pour ainsi dire une vitalité suffisante pour coutinner sa marche vers une terminaison ou une autre, reste stationnaire : dans ce cas, une exploration avec une canule très-fine décidera la question, ou, s'il ne coule rien, la ponclure ne peut faire mal; il y a au contraire plus de chance d'une issue favorable, car une impulsion ayant été ainsi donnée, il s'établit un travail phlegmasique juste suffisant pour effectuer la résolution ou la résorption de la tumeur; j'ai vu un cas de ce genre dans ma pratique dans l'Inde. Toutefois ce mode d'exploration ne doit être pratiqué que lorsque la tumeur est rétro-utérine ou assez accessible par le vagin ou le rectum.

Il y a encore d'autres symptômes sur lesquels on peut fonder un diagnostic entre ces deux maladies : dans l'*hématocèle*, le mal débute ordinairement tout d'un coup, pendant les règles ou à l'époque où elles doivent se manifester par les signes d'une hémorrhagie interne, tels que frissons intenses, réfrigération du corps, violente douleur dans la région hypogastrique, sensibilité, tension et ballonnement du ventre, nausées, vomissements, etc., etc., ces symptômes étant précédés, pendant un temps plus ou moins long, par les signes d'une chloro-anémie ou d'un état cachectique assez notable. Dans la périmétrite ou la pelvipéritonite au contraire, le mal débute au milieu d'un état de santé comparativement peu affecté, c'est-à-dire lorsqu'il est protopathique; et, après certains symptômes qui prédominent du côté de l'utérus, des ovaires, etc., il se forme graduellement une tumeur dont nous avons donné les caractères; sa marche est lente, insidieuse, latente, et lorsque la phlegmasie est légère ou très-limitée, la résolution se fait assez rapidement. Dans la pelvi-péritonite, la fièvre et d'autres symptômes inflammatoires précèdent la formation de la tumeur, tandis que dans l'hématocèle ils accompagnent ou se manifestent immédiatement après l'apparition de la tumeur. Dans l'*hématocèle*, un des signes initiaux de la maladie est le frisson ou la réfrigération du corps, tandis que, dans la pelvi-péritonite, ce signe ne se manifeste qu'à une époque déjà éloignée du début ou lorsque la suppuration a eu lieu. Dans l'héma-tocèle, nous avons vu qu'en général l'état de cachexie ou de chloro-anémie précède l'apparition de la maladie, tandis que, dans la pelvi-péritonite, il y succède.

Enfin cette dernière est presque toujours déterminée par la grossesse, tandis que la tumeur sanguine paraît avoir pour cause essentielle une maladie du sang (chloro-anémie), quelle que soit la manière dont elle est produite, et c'est ainsi qu'on la rencontre souvent à la suite de certaines maladies générales, comme le scorbut, la fièvre jaune, le typhus, la cachexie paludéenne, et surtout la puerpéralité. Dans ce cas, on voit des accidents de l'hématocèle survenir en temps variable après l'accouchement, et on les trouve encore chez les femmes relevées de couches et chez celles atteintes de maladies de l'utérus.

La résorption de ces tumeurs, comme celles de la pelvi-péritonite, est toujours longue et difficile ; cependant, lorsque l'épanchement sanguin n'est pas considérable, et qu'il est limité par des adhérences ou des fausses membranes, elle se fait assez rapidement ; si au contraire la péritonite suraiguë qui résulte de l'épanchement prend une grande intensité, les malades meurent en peu de jours. Le plus souvent, au lieu de se terminer ainsi, la phlegmasie envahit le tissu cellulaire, le fait suppurer ; il en résulte alors tous les signes de la pelvi-péritonite, qui finit par emporter les malades, soit par une consomption lente, soit avec les symptômes d'une fièvre hectique, ou l'infection purulente.

PRONOSTIC. — La phlegmasie péri-utérine et l'hémorrhagie pelvienne doivent être toujours regardées comme des maladies graves, car, lors même qu'elles guérissent, elles laissent la malade presque toujours exposée à une convalescence longue, pénible, ou à des récidives sous l'influence de la cause la plus minime. De plus, la pelvi-péritonite laisse toujours des adhérences ou des reliquats qui gênent plus ou moins les importantes fonctions de l'appareil utérin et celles des organes voisins, qui exposent à des accidents autrement graves, et mettent la vie en danger continuel.

Quoique la phlegmasie péri-utérine ou pelvi-péritonite soit une

maladie souvent fatale, la guérison se fait dans un grand nombre
de cas, et, lorsque les signes de résolution de la tumeur pelvienne
se manifestent, quelque lents qu'ils soient, ils sont toujours d'un bon
augure; mais la suppuration est toujours environnée d'un danger
extrême, surtout si elle se fait dans la cavité péritonéale. Lorsque le
pus se fraye une issue dans le rectum, dans la vessie ou dans le vagin,
le pronostic est un peu plus favorable que lorsqu'elle a lieu au travers des parois abdominales; car, dans ce dernier cas, soit que l'ouverture soit faite par la nature ou par le chirurgien, il est impossible d'exclure l'entrée de l'air dans la cavité suppurante, qui est
toujours suivie des plus funestes résultats.

Tel est le résumé des trois formes de phlegmasies utérines, *muqueuse, parenchymateuse, séreuse*. Nous allons maintenant nous occuper d'une autre forme, non pas qu'elle soit d'une autre espèce,
mais qui diffère seulement par ses causes et par d'autres circonstances qui dominent son développement; je veux parler de la métrite puerpérale.

MÉTRITE PUERPÉRALE.

La métrite puerpérale est un sujet trop intéressant et réclame des
considérations trop étendues et compliquées pour qu'on puisse le
développer à la fin d'une thèse dont les limites ordinaires sont déjà
dépassées. D'ailleurs, à proprement parler, ce sujet rentre dans le
domaine de l'accouchement ou appartient plus spécialement à l'é-
tude des maladies puerpérales dont on a fait un groupe à part, et,
si j'en parle ici, ce ne sera que très-sommairement et pour compléter
les divisions proposées au commencement.

La métrite puerpérale, telle que je l'entends, représente pour ainsi
dire fidèlement les trois formes des phlegmasies utérines dans leur
ensemble, dont elle constitue le type le plus complet, le plus accentué, quel que soit le mode de leur développement. On trouve
réunis dans son histoire anatomique tous les caractères les plus incontestables de la phlegmasie; mais si, par ses caractères anatomi-

ques, elle ne diffère nullement de la métrite non puerpérale, elle s'en distingue par sa cause, ses symptômes, sa marche et sa gravité, dont il faut tenir compte pour le pronostic comme pour le traitement. Toutefois il faut remarquer que nous ne pouvons pas nous attendre à trouver chez une femme puerpérale une simple phlegmasie. L'altération du sang, en raison de l'échange incessant de matériaux d'assimilation et de désassimilation avec le fœtus dès l'imprégnation, rend son organisme apte à subir facilement des altérations qui modifient nécessairement le caractère et la marche de la phlegmasie. Le type de l'inflammation sera généralement abaissé, il y aura une disposition plus grande à l'exsudation, plus spécialement de lymphe peu plastique, avec la tendance à dégénérer en pus.

Si, en dehors de la puerpéralité, la phlegmasie du tissu propre de l'utérus peut se développer isolément et parcourir toutes ses phases sans affecter les tissus ni au-dessus ni au-dessous, dans l'état de grossesse surtout, quand elle arrive à terme, tous les tissus de l'organe doivent être compris dans l'action phlegmasique constituant ainsi la maladie complexe connue sous le nom de *métrite puerpérale*. Il me semble qu'il ne peut en être autrement lorsqu'on se rend compte non-seulement des modifications subies graduellement par la constitution de la femme pendant les neuf mois de la grossesse, mais aussi de la pression dans la dernière période des parties fœtales contre les parois utérines, qui peut avoir lieu lorsque le liquide amniotique est rare, et, si quelques cas existent d'une métrite simple, je les regarde comme exceptionnels. Du reste, presque tous les auteurs qui ont écrit sur ce sujet déclarent que la métrite puerpérale est rarement simple, qu'elle se complique le plus souvent de la péritonite utérine, des phlegmons péri-utérins, de pelvi-péritonite, de phlébite et de lymphangite utérine. Il va sans dire que sa membrane muqueuse ne peut pas échapper à l'influence pathogénique de même origine, et ceci explique la fréquence des vomissements et l'intensité des autres symptômes dans cette affection et la rareté et le peu d'intensité des symptômes hors de l'état puerpéral. De là aussi les noms différents donnés par les auteurs pour désigner la même maladie, tels que : *métro-typhoémie, phlébo-métrite, angio-lymphométrite* et *métro-péritonite*, etc.

La métrite puerpérale doit être considérée sous trois points de vue différents, c'est-à-dire suivant les circonstances qui président à son développement : 1° la phlegmasie utérine qui se développe pendant la *première période* de l'état puerpéral ou avant l'accouchement, qu'on peut surnommer *métrite pré part;* 2° celle qui correspond avec la *deuxième période* et qui se déclare ordinairement brusquement pendant ou presque immédiatement après l'accouchement (*métrite part* ou métrite puerpérale des auteurs): 3° la phlegmasie qui survient pendant la *troisième période* (*métrite post part*). Il y a encore une quatrième forme, mais qui se rattache à la maladie générale connue sous le nom de *fièvre puerpérale*, dont la phlegmasie utérine constitue un des éléments pathologiques, la détermination morbide pour quelques auteurs, et ici convient bien la dénomination de *métro-typhoémie*, mot attribué à M. le professeur Piorry. Cette division est d'autant plus nécessaire que le traitement propre à chaque période est différent. Mais, en établissant ces distinctions, on ne doit pas perdre de vue que toutes se rattachent à une cause commune, à une cause générale, à la puerpéralité; je ne dis pas la fièvre puerpérale, car, comme nous venons de l'indiquer, la métrite peut être un des éléments de cette dernière affection, et elle peut se développer indépendamment de cette influence spéciale.

De plus, cette division me paraît parfaitement compatible avec les modifications successives subies par la constitution de la femme pendant tout l'état puerpéral, c'est-à-dire depuis l'imprégnation jusqu'au sevrage.

D'après ces considérations, les *causes* de la métrite puerpérale peuvent être divisées aussi en trois catégories, c'est-à-dire selon les circonstances qui président à chaque forme. Dans la *première*, nous avons la perturbation de la santé causée par la présence de l'œuf dans une matrice qui, selon toute probabilité, a été préalablement le siége d'un état morbide latent ou tangible lequel peut, dans un grand nombre de cas, remonter avant l'imprégnation ou même avant le premier coït. Mais les causes les plus fréquentes sont, comme nous l'avons déjà indiqué, les avortements provoqués ou spontanés, et surtout l'abus du coït pendant la grossesse.

La mort de l'œuf peut aussi déterminer une phlegmasie utérine, surtout lorsqu'il a atteint un assez gros volume. Dans ce cas, le produit de la conception agit suivant la manière des autres corps étrangers ou en infectant le sang de la mère.

Dans la *seconde* forme, qui est la plus importante, nous aurons de plus la commotion, la violence locale, qui accompagnent la parturition, et les actes nécessaires pour effectuer le retrait de l'utérus et le rétablissement de l'organisme général dans sa condition ordinaire, physiologique. Cette forme est aussi le plus souvent le résultat du traumatisme, soit par un accouchement laborieux, difficile ou prolongé, soit par des contusions, des déchirures à la matrice, occasionnées par des opérations ou des manœuvres imprudentes pendant l'accouchement, et surtout par la pratique pernicieuse qui existe dans certains pays de pétrir pour ainsi dire la matrice, afin de provoquer des contractions et d'en arrêter l'hémorrhagie. Dans ces cas, tous les tissus de l'utérus distendus sont nécessairement plus ou moins froissés pendant la parturition, le tissu cellulaire en particulier meurtri, ses mailles remplies de sérosités, peut-être quelques vaisseaux rompus; enfin, on constate des ecchymoses d'étendue plus ou moins grande, conditions éminemment favorables à l'inflammation suppurative : de là les pelvi-péritonites, si fréquemment attribuées à l'état puerpéral. Le bandage ou ceinture hypogastrique, tel qu'on l'emploie en Angleterre, n'est pas moins propice à produire des effets désastreux chez les femmes en couches. Cette forme peut donc être considérée comme métrite traumatique.

Une autre cause qui n'est pas rare dans cette période est un refroidissement brusque auquel la femme est souvent exposée pendant l'accouchement : il peut être occasionné par les moyens employés pour arrêter l'hémorrhagie utérine, ou lorsque la malade reste dans ses draps mouillés. Parfois ce refroidissement a lieu en changeant les draps ou les vêtements de la femme, ou par quelque

imprudence de sa part, en se découvrant ou en sortant trop tôt de
son lit, c'est-à-dire avant que son organisme soit remis de la perturbation qu'il vient de subir. Dans ce cas, les lochies ou l'exhalation
cutanée sont arrêtées, et l'équilibre entre la fonction de la sécrétion
et celle de l'élimination étant ainsi détruit ; les organes déjà con-
gestionnés deviennent le siége de l'inflammation, et cette disposition morbide est encore favorisée par la nature irritante du sang
de la femme qui vient d'accoucher. C'est comme cela qu'on peut
expliquer les pelvi-péritonites, si communément associées à cette
affection.

Dans cette seconde période, nous avons d'autres causes qui ne
sont pas moins puissantes dans la production de la phlegmasie utérine. Nous savons en effet que l'organisme de la femme qui vient
d'accoucher est appelé à remplir les fonctions pour ainsi dire nouvelles de l'élimination, de la sécrétion du lait par les mamelles, et
des actes nécessaires pour effectuer le retrait de l'utérus. Il est évident que, lorsque l'une ou l'autre de ces fonctions est en défaut,
l'effet retentit sur l'organe le plus faible. L'observation a prouvé
que le retrait de l'utérus se fait mieux sous l'influence de la lactation,
non-seulement en raison de la sympathie qui existe entre l'utérus
et les mamelles, mais aussi en détournant l'afflux du sang vers l'organe gestateur. Si la femme n'allaite pas, l'activité de l'absorption
est nécessairement diminuée, l'utérus reste distendu, gorgé de
sang, et c'est à ce manque de devoir imposé par la nature aux
mères que sont souvent dus les engorgements utérins, les hypertrophies et les métrites chroniques qu'on rencontre dans la pratique.

Dans la troisième période, c'est-à-dire celle qui date de cinq ou
six semaines après l'accouchement et qui s'étend à toute la durée
de l'allaitement et du sevrage, le retrait de l'utérus doit être alors
complet, et, si la femme allaite, l'organe rentre dans un état de
repos ; il est pour ainsi dire oublié pour le moment, l'ovulation ne
se fait pas, puisque toute l'énergie de l'organisme est dirigée vers
les mamelles, qui doivent sécréter la nourriture du nouvel être
qu'elle venait de mettre au monde ; mais elle n'est pas pour cela

tout à fait à l'abri des accidents, car, comme nous le verrons plus loin, toute femme qui allaite est exposée par cela même à des congestions, des hyperémies qui, sous l'influence d'une cause quelconque, peuvent aller jusqu'à la phlegmasie. Cette tendance est d'autant plus grande que la femme approche de la fin de l'allaitement, vers l'époque où les règles vont paraître, et on comprendra sans peine que, si la femme a le malheur de devenir enceinte, ce qui a lieu quelquefois même avant le sevrage, l'organisme n'étant pas préparé, nous aurons, plus que jamais, tous les accidents de la puerpéralité à craindre; et cela ne doit pas étonner lorsqu'on considère le changement si notable qui a lieu dans l'utérus pendant la grossesse, alors que l'organe a acquis, à terme, trente à quarante fois plus que son propre poids, et qu'au lieu d'être le moins vasculaire, comme en dehors de la grossesse, il est devenu le plus vasculaire; il faut alors du temps pour qu'il revienne sur lui-même, et que l'organisme entier se remette à son état habituel.

Mais toutes ces circonstances n'agissent plus ou moins que comme des causes déterminantes, il faut en tenir compte, mais on ne doit pas perdre de vue la grande cause prédisposante, la cause prédominante des phlegmasies puerpérales.

Nous avons vu que pendant la puerpéralité ou l'état puerpéral l'organisme de la femme subit des changements notables qui intéressent à la fois le solide, les liquides et les forces, sans compter les altérations immédiates de l'organe utérin lui-même, à tel point que la femme doit être regardée comme une malade, ou du moins elle occupe dans cet état une position entre la maladie et la santé.

Lorsque l'imprégnation a eu lieu, dès lors les modifications commencent, et notablement dans la constitution du liquide sanguin; mais les altérations ne sont pas constantes, elles varient suivant l'époque de l'état puerpéral, et on comprendra alors qu'elles doivent être le point de départ d'accidents morbides propres à chaque époque. Ainsi, dans la *première période*, celle qui comprend toute la durée de la grossesse, il y a une diminution notable des globules, variant, suivant les auteurs, de 95 à 125 p. 1000 parties du sang, et à mesure que la grossesse approche de son terme, le chiffre des globules qui, à l'état normal, est de 127 à 128 p. 1000, va en décroissant; la sérosité augmente dans le sang à proportion que les globules y diminuent, constituant ainsi à quelque chose près l'état morbide connu sous le nom de *chlorose*, caractérisé comme il est par des phénomènes les mieux accusés qu'on trouve dans cette dernière affection, en dehors de la puerpéralité, tels que les bruits de souffle veineux et artériels, et les troubles nerveux de tous genres.

Pendant la *deuxième période*, c'est-à-dire celle qui est constituée par le travail de l'accouchement et par les suites des couches, le sang subit d'autres modifications encore; il y a un accroissement très-sensible de la fibrine de 2,20 jusqu'à 4 à 5 p. 1000, surtout dans les trois derniers mois de la grossesse, ce qui provoque dans l'organisme une disposition toute particulière aux congestions inflammatoires ou aux phlegmasies, dont le caractère essentiel est la tendance aux produits plastiques et la formation de la fibrine. Ceci explique les lymphangites, les hyperémies, les métrites, les pelvipéritonites et d'autres accidents inflammatoires auxquels les femmes en couches sont si communément sujettes. Cette disposition particulière se continue même pendant toute la durée de la *troisième période*, seulement en diminuant d'intensité à mesure que la femme s'éloigne du travail de l'accouchement et de ses suites.

Pendant cette troisième période, la femme est plutôt sujette à des accidents d'hyperémie, surtout vers la fin de l'allaitement, ou au moment où les règles se rétablissent: de là des congestions chroniques de l'utérus, des hémorrhagies et des phlegmasies aiguës ou chroniques de l'organe, qui surviennent à cette époque, soit dans son parenchyme, soit dans ses membranes d'enveloppe. Cette disposition à l'hyperémie peut se prolonger plus ou moins longtemps au delà du sevrage, pendant quatre, six, huit et dix mois, même en l'absence de toute grossesse nouvelle, et ceci explique la plus grande fréquence des phlegmasies utérines chez les femmes-mères que chez les nullipares ou les filles vierges.

Nous avons donc dans la métrite puerpérale une maladie complexe, participant d'une sorte de traumatisme qui est souvent aussi de cause externe, et de la puerpéralité qui est de cause interne, prédisposante, etc. ; ses caractères anatomiques sont les mêmes qu'on trouve dans la métrite non puerpérale, et s'il y a quelque différence, c'est dans le degré de l'inflammation, dans la facilité avec laquelle elle passe à la suppuration ou à la gangrène, et surtout dans les complications vers le péritoine, vers les veines ou les lymphatiques, complications qu'on ne rencontre presque jamais en dehors de l'état puerpéral.

La métrite puerpérale affecte ordinairement une marche assez rapide, et grâce à une thérapeutique énergique et bien dirigée, elle peut aboutir à la résolution ; mais le plus souvent elle se termine par la suppuration ou même par la gangrène, ou encore elle peut passer à l'état chronique. Cette dernière terminaison est le plus ordinairement le résultat de la métrite post-puerpérale, qui est en général de nature subaiguë, et qui sous l'influence d'une cause quelconque paraît quelques jours après l'accouchement.

Nous avons noté que la péritonite est la complication la plus fréquente de la phlegmasie utérine : on observe alors la réunion des symptômes des deux phlegmasies, mais les phénomènes de la péritonite prédominent et masquent quelquefois ceux de la métrite ; le météorisme et l'extrême sensibilité du ventre expliqueront la nature de la complication. Il n'est pas rare de voir différentes autres phlegmasies surajoutées à la phlegmasie utérine ; les plus fréquentes sont : la pelvi-péritonite, la pleurésie, la pneumonie et la bronchite.

Il n'entre pas dans le plan de cette thèse de détailler tous les symptômes de la métrite puerpérale ; nous nous contenterons de noter seulement qu'outre les symptômes communs aux deux formes, puerpérale et non puerpérale, la première offre quelques phénomènes particuliers attribuables aux circonstances spéciales où se trouvent les malades.

La symptomatologie, comme l'étiologie de la métrite puerpérale, peut être divisée en trois groupes, savoir : ceux qui se présentent pendant la grossesse ou avant l'accouchement, ceux qui sont attribuables à l'acte de la parturition, enfin ceux qui appartiennent à la troisième période de la puerpéralité. Je me contenterai de signaler les principaux, afin de les faire servir de bases au diagnostic.

Le symptôme le plus notable de la première période est le vomissement, et il est si constant que je le regarde comme signe pathognomonique de la métrite puerpérale, et ceci est si vrai que ce signe manque presque toujours en dehors de la grossesse. En d'autres termes, lorsque ce signe existe, on doit toujours soupçonner une grossesse, patente ou non, car on ne le trouve jamais chez les vierges, à moins que ce soit sous l'influence d'une ovulation morbide ou de quelque autre cause; la couche séreuse de la matrice est compliquée ou l'organisme est profondément affecté.

Dans la deuxième période, prédominance de l'acuité des symptômes inflammatoires ou prostration extrême, et c'est dans cette période que la mort arrive quelquefois très-rapidement. Dans ce cas, elle peut être le résultat de la réaction produite par la maladie sur le système nerveux, et souvent on ne saurait en trouver la raison dans les lésions que fait découvrir la nécroscopie. Ces cas sont rares, et ils sont en général le résultat de la fièvre puerpérale, ou arrivent pendant les épidémies de cette affection.

Cette période est marquée par la suppression des lochies, par le retard, la diminution ou la suppression complète de la sécrétion lactée, et quelquefois par les signes caractéristiques de la gangrène; seulement, dans ce dernier cas, il ne faut pas les confondre avec la putrescence de l'utérus occasionnée par le froissement des tissus pendant le travail ou par des manœuvres employées par l'accoucheur. Il faut prendre garde aussi de considérer comme des lésions de nature inflammatoire les autres maladies qui appartiennent à l'affection puerpérale.

Il importe beaucoup de distinguer la nature de la fièvre qui accompagne la phlegmasie utérine dans cette période de la fièvre puerpérale proprement dite. Lorsqu'il s'agit simplement de la métrite, la fièvre succède aux phénomènes qu'on aura pu constater à côté de l'utérus, avant ou au moment de la parturition, et elle suivra le cours des fièvres symptomatiques ou inflammatoires; ou,

si la phlegmasie a existé pendant la grossesse, l'occurrence des vomissements et d'autres symptômes propres à la métrite puerpérale
auront fait connaître sa présence. Dans la fièvre puerpérale, en
général, le phénomène fébrile précède les lésions de la matrice, ces
dernières étant considérées comme les manifestations, les détermi-
nations propres à cette affection ; c'est-à-dire la métrite et les autres
états morbides sont à la fièvre puerpérale ce que sont les pustules
cutanées à la variole, ce qu'est la colite, ou phlegmasie intestinale,
à la dysentérie, et la congestion hépatique ou splénique aux fièvres
paludéennes pernicieuses. On peut multiplier les exemples de ce
genre,

Il y a une autre forme de fièvre qui en général s'annonce le troisième ou quatrième jour après l'accouchement (fièvre de lait) qu'il
faut encore différencier. Dans ce cas, les phénomènes à côté de
l'utérus, des parties génitales externes, des mamelles, etc., qui en
sont presque toujours les causes, n'auront lieu qu'immédiatement
après la parturition, et l'on peut distinguer cette fièvre de l'affection puerpérale par sa légèreté et sa courte durée, par la prédominance des symptômes à côté des seins, et par la disparition des phénomènes fébriles, en faisant cesser la cause locale qui a produit la
fièvre et qui l'entretient. Dans la fièvre puerpérale au contraire les
phénomènes généraux sont bien autrement graves ; elle se produit
à la manière des fièvres malignes ; et, comme ces dernières, la fièvre
puerpérale est une affection éminemment et rapidement mortelle.
En un mot, la fièvre puerpérale est une fièvre idiopathique essentielle, tandis que les deux autres formes dont nous venons de parler
appartiennent aux fièvres traumatiques, symptomatiques ou inflammatoires.

Il est aussi très-important de ne pas confondre la métrite avec
une péritonite, ni les douleurs de la première avec les tranchées
utérines. Le diagnostic est plus difficile lorsqu'il existe une métro-
péritonite que lorsque l'utérus est seul affecté. Les tranchées utérines ne sont pas accompagnées par les phénomènes de réaction
qui caractérisent la métrite ; elles ne sont pas continues, comme les
douleurs de l'inflammation.

On peut distinguer la métrite de la péritonite par la localisation des douleurs vers l'utérus, que l'on peut sentir comme une grosse boule au travers des parois abdominales. Lorsque la péritonite existe, cela est impossible en raison de la douleur intense, qui est générale dans tout l'abdomen.

La symptomatologie de la troisième période n'offre rien de particulier.

Le *pronostic* de la métrite puerpérale est toujours plus grave que celui de la métrite développée hors du temps de la grossesse : d'abord par la nature complexe de la phlegmasie utérine, puis par l'action morbifique de l'organisme modifié par la puerpéralité. Cette gravité est encore augmentée par la grande tendance qu'a la phlegmasie utérine de s'étendre au grand péritoine, et de se terminer par la suppuration ou la gangrène, surtout pendant les épidémies de la fièvre puerpérale.

Ainsi la phlegmasie utérine est d'autant plus redoutable que son développement est plus rapproché de l'époque de la parturition ; et si la mort est fréquente dans la métrite puerpérale, cela tient aux circonstances que nous venons de nommer, aux influences épidémiques, et surtout à l'état d'adynamie qui se trouve souvent chez les femmes en couches. Dans ce cas, elles ne meurent pas par la maladie, mais cette terminaison fatale est plutôt attribuable à l'état adynamique ou à de graves complications dans d'autres organes. Dans les cas légers, on compte plusieurs guérisons.

THÉRAPEUTIQUE DES PHLEGMASIES UTÉRINES EN GÉNÉRAL.

Le principe du traitement de toutes les phlegmasies utérines étant essentiellement le même, je me propose de les traiter ensemble, réservant quelques mots pour les cas qui réclament un traitement particulier.

Le traitement des phlegmasies utérines, comme celui des autres phlegmasies de l'organisme, se divise d'abord en traitement de la phlegmasie aiguë et de la phlegmasie chronique. Les remèdes employés dans les deux cas se divisent encore en locaux et en généraux; mais, outre ces principes, les phlegmasies utérines exigent des considérations d'une étendue beaucoup plus grande que celle que l'organe occupe réellement.

Lorsque l'utérus est malade, il devient la source d'une série quelquefois effrayante d'actes morbides ou d'affections variées, soit aiguës, soit chroniques, qu'on ne trouve pas dans les autres organes de la femme; en raison de cela, les maladies de l'utérus constituent en quelque sorte une pathologie à part, une pathologie mixte, et en conséquence, la thérapeutique doit aussi être mixte, c'est-à-dire médicale comme chirurgicale; en d'autres termes, tout en fixant notre attention sur la maladie locale qui exige souvent il est vrai des moyens chirurgicaux, on ne doit pas négliger l'un aux dépens de l'autre.

En effet, la pauvreté des moyens de la thérapeutique utérine, comme celle de l'œil et de tant d'autres organes externes, fait du traittement de l'utérus un acte presque manuel et chirurgical, de sorte que, même dans le temps actuel, c'est souvent un sujet de contestation, de savoir à quelle classe appartiennent ces maladies; de là l'insuccès si fréquent dans leur traitement. Sans parler des prétendus spécialistes qui répondent à la crédulité des malades en leur faisant croire à l'infaillibilité de certains spécifiques de leur invention, ou en employant des remèdes dont ils ont le secret; il va sans dire que chez ceux-là les revers sont presque constants et souvent trop chèrement achetés; leurs moyens thérapeutiques comme leurs connaissances médicales sont aussi insuffisants que limités, et c'est ici qu'on peut faire la juste application «qu'un peu de savoir est une chose dangereuse.» J'ai été conduit à ces réflexions en voyant encore ces jours-ci un article par un praticien distingué dont le titre était : *Des maladies de l'utérus purement chirurgicales!*

Je n'ai pas l'intention de reproduire ici tout ce qu'on a écrit sur ce sujet, seulement je désire rappeler que, de toutes les branches de la pathologie, celle qui nous occupe démontre le mieux l'unité et l'indivisibilité de la médecine; et s'il y a des cas qui exigent des moyens chirurgicaux pour leur curation, cela n'annule point le précepte que toutes lésions, tangibles ou visibles, quelle que soit leur origine, exigent un traitement mixte.

D'un autre côté il y a parmi les médecins ceux qui voient toute leur puissance dans les drogues, et qui, considérant la maladie comme une chose étrangère à l'organisme, comme un être parasite pour ainsi dire surajouté au corps, font tout pour combattre l'ennemi par des moyens vigoureux, sans se rendre compte si la malade est forte ou faible, quelle part doit prendre la nature dans le traitement; et lorsqu'il y a guérison, ils sont tout prêts à prendre tout l'honneur pour eux, ne laissant rien à dame nature, qui en vérité aurait peut-être droit à la plus grande partie, sinon à tout. Il y a d'autres praticiens qui se contentent de rester passifs spectateurs de la marche de la maladie, laissant tout à la nature, oubliant qu'elle n'est pas toujours égale à la tâche qui lui est imposée; et c'est ici que le praticien expérimenté saura apprécier où, quand et comment il peut intervenir. Mais entre ces deux classes de praticiens, c'est-à-dire les polypharmacistes et des surnaturistes, il y a un heureux milieu à adopter; une sage expectation, qui consiste non-seulement à observer la marche des maladies, mais à faire intervenir l'art par des moyens propres à seconder les opérations de la nature, réputées salutaires, ou d'aller à son aide seulement lorsqu'elle fait défaut. En un mot, l'expérience nous démontre tous les jours que la vraie médecine nous donne une certaine puissance sur les maladies, en général, non pas pour la plupart, par la découverte des soi-disant simples ou mystérieux spécifiques, mais par la connaissance pratique et profonde des moyens rationnels, qu'on doit employer pour l'accomplissement de certaines indications qui se présentent dans le cours de toutes les maladies auxquelles le genre humain est sujet. Mais, dans la pathologie utérine comme dans toutes les maladies des femmes, il y a autre chose à étudier que la maladie, il y a la femme elle-même avec toutes ses particularités, ses idiosyncrasies physiques et morales, sans cela elle restera pour le médecin ce qu'elle est pour les gens du monde, une véritable énigme.

Lorsque l'utérus est le siége d'une *phlegmasie aiguë*, on doit la combattre sur le coup par des moyens énergiques, afin d'empêcher une trop grande réaction, et la désintégration des tissus; si la femme se présente à temps, cela est possible, mais dans la grande majorité des cas le médecin ne voit la malade que lorsque l'inflammation a déjà fait quelques progrès, et alors on ne peut qu'adopter un traitement selon les indications de chaque cas individuel.

Si la malade se présente lorsque la phlegmasie est encore à l'état aigu, les moyens dits *antiphlogistiques* doivent être employés sans délai. Ils consistent ordinairement en saignées locales ou générales, en boissons aqueuses mucilagineuses ou acidulées, etc., en grands bains tièdes, applications émollientes, et abstinence plus ou moins complète des aliments, et comme adjuvants nous avons encore le tartre émétique, la préparation de mercure, les purgatifs, etc. Mais avant tout il faut recommander un repos absolu, non-seulement de l'organe enflammé, mais de tout le corps. Du reste, dans ces cas, et surtout lorsque le péritoine est compromis, les malades se mettent instinctivement au lit, et se placent dans la position qui leur convient le mieux. Toutefois nous voyons des sujets plus ou moins lymphatiques, peu impressionnables qui, soit par le peu d'intensité de l'inflammation, ou ignorance de la gravité de leur maladie, ne prennent aucune mesure pour leur soulagement, et qui continuent leurs occupations comme si elles n'avaient rien.

Dans tous les cas il faut d'abord insister sur le repos au lit, lors même que la phlegmasie ne serait que subaiguë. Il y a des médecins qui diffèrent sur ce point, et même permettent aux malades de continuer l'exercice des priviléges matrimoniaux pendant l'existence de l'inflammation dans l'organe; mais l'expérience a démontré que le repos est un élément précieux dans le traitement des maladies inflammatoires, et les homœopathes savent si bien cela qu'ils le mettent à profit et font pour sûr plus de guérisons par ce simple moyen que par leurs globules.

M. Hilton, chirurgien anglais, a bien démontré quelle est l'influence du repos mécanique et physiologique dans le traitement des maladies dites chirurgicales, et comment la nature même, lorsqu'un viscère est malade, assure ou exige le repos plus ou moins complet

par la douleur dont il est le siège ; le repos, dit-il, est un agent réparateur. Mais, tout en imposant cette règle, on ne doit pas tomber dans
l'erreur opposée en condamnant les malades à rester au lit pendant
des mois entiers, même après la disparition des symptômes inflammatoires; cette rigueur n'est nécessaire que lorsque l'inflammation
est encore aiguë. En parlant du repos, il faut entendre, non-seulement le repos corporel, mais aussi celui de l'esprit, car l'un ne peut
agir sans l'autre. En général, la position qui convient le mieux est
d'avoir le matelas arrangé en pente, plaçant la tête et les épaules
du côté le plus bas.

De plus, la malade doit être chaudement vêtue, afin d'entretenir
l'exhalation cutanée, qui peut être encore excitée par des grands
bains tièdes, des cataplasmes émollients sur le ventre, etc. On doit
prescrire aussi les injections vaginales émollientes ou narcotiques
deux ou trois fois par jour, et entretenir en même temps la liberté
des intestins par des lavements également tièdes et émollients. On
doit éviter les purgatifs, soit par l'estomac, soit par le rectum, à
cause de l'irritation qu'ils occasionnent dans l'intestin et par sympathie dans l'utérus, surtout vers l'époque menstruelle. Dans ces
conditions, j'ai vu même l'huile de ricin, réputée si douce, provoquer
des symptômes d'une entéro-colite et des coliques utérines épouvantables, suivies par le flux cataménial. Mais, si on le juge à propos, on
peut prescrire des laxatifs salins, surtout la poudre ou eau de Sed-
litz en effervescense. Ici nous aurons un médicament qui est à la
fois réfrigérant et laxatif et bien calculé pour agir comme antiphlogistique sans produire les effets fâcheux des autres purgatifs. Quant
aux purgatifs dits *drastiques*, il va sans dire qu'il faut les proscrire
entièrement.

Dans la phlegmasie utérine, le *calomel*, pris par petites doses, est
aussi très-efficace, surtout lorsque le péritoine est affecté. Dans la
phlegmasie membraneuse au contraire, ou lorsque la métrite est devenue chronique, le mercure est nuisible. Mais dans tous les cas il
ne faut prescrire ce remède que lorsque la patiente est encore jeune
et vigoureuse, et jamais dans l'état d'anémie ou de chloro-anémie.

Je sais bien qu'il y a des praticiens, même les plus distingués, qui ont un certain préjugé contre le mercure : cela tient aux effets désastreux qu'on a observés dans la pratique. Mais, si quelques praticiens ont imprudemment fait usage de cette drogue, il n'est pas moins vrai que les autres ont trouvé en lui un allié puissant, le remède peut-être le plus efficace que nous possédions dans le traitement de l'inflammation ; il est l'antidote par excellence de cet état morbide, antiphlogistique dans tout le sens du mot. Il ne nous a pas encore été donné de connaître le mode d'action de cette drogue dans l'économie animale, mais nous avons l'évidence de son influence par ses effets. Ainsi nous avons bien d'autres substances de matière médicale dont nous ignorons totalement le mode d'action, mais nous les connaissons par leurs effets, par leur aptitude à remplir certaines indications thérapeutiques, et nous en profitons journellement dans la pratique. Pour le mercure, nous savons que par certains moyens mystérieux il attaque la vitalité de divers états morbides, il atténue et fond pour ainsi dire la matière fibrineuse du sang et d'autres parties de l'organisme ; nous profitons de ces faits et nous l'employons dans toute espèce d'inflammations : nous voyons qu'il ramollit et réduit toutes sortes de tumeurs et qu'il mène à une issue favorable les plus dangereuses des phlegmasies des organes internes, surtout celles des membranes séreuses et celles de l'œil. Nous voyons aussi son efficacité dans les maladies syphilitiques ; donc c'est le cas de dire : l'abus d'une chose n'est point un argument contre son judicieux usage.

Lorsqu'on juge à propos d'employer le mercure, la meilleure forme est celle du calomel, et, comme nous avons indiqué plus haut, par très-petites doses ; afin d'accélérer son action on peut ajouter le tartre stibié, combiné avec un peu d'opium pour agir contre l'irritation gastro-intestinale que ces médicaments provoquent. S'il y a une diarrhée persistante, il faut cesser le médicament ; dans d'autres cas, on peut le continuer jusqu'au moindre signe de son action spécifique, manifestée ordinairement par la salivation, et il n'est jamais nécessaire d'en saturer l'organisme comme le font encore quelques praticiens. Parfois, pour favoriser l'action de ces remèdes que nous venons d'indiquer, il est nécessaire de saigner la malade, surtout si elle est jeune, vigoureuse et pléthorique.

S'il y a quelque indication contre cette manière d'employer le mercure, il y a une autre méthode et d'autres préparations par lesquelles on peut arriver au même but, mais avec moins de risques pour les malades; je veux parler des frictions mercurielles combinées, surtout avec le camphre et les substances réputées anodines telles que la belladone, les sulfates d'atropine et de morphine. Le camphre agit ici comme réfrigérant et anti-aphrodisiaque, c'est un élément qui n'est pas sans utilité dans le traitement des maladies des organes générateurs chez la femme comme chez l'homme.

Cette manière d'employer le mercure conviendra mieux aux femmes européennes dans l'Inde, et l'emploi du calomel par la bouche doit être exclu, si ce n'est comme cholagogue; on peut toutefois aussi l'employer avec avantage, en le modifiant toujours par des lavements émollients laudanisés.

Quant à la *saignée*, nous avons en elle un autre remède puissant, trop puissant même pour l'employer indifféremment, et qui, comme le calomel, a été vantée, et dont on a aussi tant abusé même de nos jours.

Dans l'exercice de la médecine, comme dans toutes choses humaines, certains remèdes sont en vogue pendant un certain temps, ou en d'autres termes sont à la mode. Heureusement pour l'humanité, cette manière d'exercer notre profession n'existe plus, et les médecins d'aujourd'hui ne sont plus les victimes de ces préjugés populaires de la médecine d'autrefois, et lorsqu'ils sont appelés auprès d'un malade, avant de prescrire, ils veulent savoir les aptitudes, le but et les influences de tel ou tel remède; en un mot, dans le traitement d'une maladie, ils agissent sur des données rationnelles, et non sur celles d'un simple empiricisme. Un autre trait du système actuel de la médecine, comme de la chirurgie, est celui de conservateur ou de restaurateur, méthode opposée à celle dite *déplétive* ou *dépressive;* seulement il est à remarquer qu'il y a une grande tendance en certains endroits de tomber dans des errements d'un autre genre. Il y a des médecins qui ne saignent plus, ni par la phlébotomie, ni par les autres moyens ordinairement employés; ils replètent au contraire, comme on dit, et traitent leurs malades par stimulation, ou méthode dite *alcoolique*. Ce n'est pas ici le lieu de parler des mérites de ces différentes méthodes, nous savons que tous les agents thérapeutiques ont leur utilité lorsqu'ils sont employés dans certaines limites; mais vanter tel ou tel remède comme une panacée est simplement absurde et indigne de l'art de guérir.

Je ne m'arrêterai pas non plus à discuter le pour et le contre de la saignée, car le sujet est abondamment traité dans les livres pratiques; mais, en ce qui concerne les maladies des femmes, je demande la permission d'indiquer le livre du Dr Tilt déjà plusieurs fois cité, livre très-recommandable par les renseignements utiles et pratiques sur ce sujet.

Pour nous, la saignée est un agent précieux dans le traitement de l'inflammation, seulement il faut choisir le moment et le sujet qu'on doit saigner : quant à la manière, elle est dominée par une foule de circonstances dont il faut se rendre compte avant de décider si ce doit être une saignée générale ou une saignée locale ; mais, quelque utile que soit la saignée générale dans certaines conditions, elle est rarement nécessaire dans les phlegmasies utérines, excepté peut-être lorsque le péritoine est affecté ou si la femme est pléthorique. Mais si les émissions sanguines, quelle que soit leur forme, peuvent être utiles aux sujets pléthoriques, elles sont préjudiciables, sinon fatales, aux femmes chloro-anémiques ou névropathiques. Si l'on prend l'âge de 30 ans, comme époque moyenne où l'activité utérine est à son maximum, le caractère inflammatoire des maladies de cet organe commençant alors graduellement à perdre de son intensité, les émissions sanguines doivent être pratiquées plus rarement, à mesure que la femme s'éloigne de cette époque, excepté peut-être vers la ménopause, avant ou après; alors on recommande la saignée comme moyen prophylactique contre les hémorrhagies et les congestions utérines auxquelles les femmes sont sujettes à cette époque de leur vie.

La quantité de sang qu'on doit extraire mérite aussi de graver considérations, se souvenant qu'en tirant du sang nous privons le corps d'une certaine quantité de son liquide nourricier. Dans aucun cas, il n'est nécessaire d'extraire plus de 6 à 10 onces à la fois, car cet agent vital est difficilement remplacé. Le Dr Bennett, d'Édimbourg, aussi bien connu dans le monde médical que son honorable homonyme et confrère de Londres, a dit que les saignées modérées qui ne diminuent pas la force de l'individu peuvent être très-utiles comme palliatives, surtout lorsqu'un organe est congestionné, tandis que les saignées immodérées produisent la prostration des forces et une convalescence prolongée.

Les saignées locales, dites aussi *capillaires*, sont effectuées par des sangsues ou des scarifications. Elles sont préférables aux saignées générales, car elles dégorgent plus spécialement la partie du système capillaire où on les applique sans affecter, ou presque pas, la circulation générale. De ces deux moyens je préfère les sangsues, quoiqu'il y ait à les employer certains inconvénients dont il faut tenir compte. Avec les scarifications on peut mesurer plus exactement la quantité du sang qu'on doit extraire, tandis qu'avec les sangsues cela n'est pas toujours praticable; mais cette dernière méthode est moins effrayante (surtout pour des natures susceptibles ou craintives) et moins douloureuse, ce qui est une considération dans le traitement des femmes.

Les sangsues peuvent être appliquées à la vulve, aux aines, aux cuisses ou à l'anus; mais leur application au col utérin est beaucoup préférable, car on peut ainsi dégorger directement l'organe et avec une moindre perte de sang. Quant à la quantité à tirer, le médecin doit être guidé par l'exigence de chaque cas individuel, car on ne peut établir aucune règle à cet égard; seulement il faut savoir distinguer la véritable d'avec la fausse faiblesse et ne pas porter, en aucun cas, à un degré blâmable, les émissions sanguines, considérant que toutes les maladies, même les maladies inflammatoires, ont leur origine, comme l'ont démontré les physiologistes, dans une condition asthénique de la constitution.

C'est en vertu de cette considération qu'il ne faut pas oublier surtout que, tout en tirant du sang, on doit soutenir les forces de la malade et en réparer la perte par une bonne nourriture, et même avec du vin si cela est nécessaire, car c'est plutôt de cette circonstance que dépendra tout le succès dans ce cas. Si la malade est fiévreuse, et surtout si elle est jeune et pléthorique, on doit faire garder la diète, mais sitôt qu'elle devient apyrétique, on doit insister sur une alimentation suffisante; mais pas d'aliments peu nutritifs, tels que les fécules, le bouillon de veau, le lait, etc., comme on les conseillait autrefois et même maintenant encore comme le font quelques praticiens imprudents, mais les viandes rouges et tout ce qui est fortifiant et facile à digérer.

Il va sans dire que la malade doit être séparée de son mari pendaut tout le temps que l'inflammation existe, et c'est à la négligence de cette précaution qu'on doit attribuer l'incurabilité de la phlegmasie utérine, maladie en elle-même légère et parfaitement traitable, mais qui devient opiniâtre en raison des excitations fréquentes et inopportunes auxquelles cet organe se trouve soumis. Cette précaution est d'autant plus nécessaire que les mariés sont jeunes ou que la femme a la matrice basse, un bassin étroit ou un vagin court. Dans certains cas, il est même nécessaire, dans l'intérêt de la femme, de la séparer, pour un certain temps, tout à fait de son mari comme offrant la seule chance d'une guérison définitive; et un médecin consciencieux doit l'exiger, autant pour son honneur que dans l'intérêt de sa malade; car il y a des hommes si brutaux qu'ils n'entendent pas la voix de la raison, qui ne voient en leur femme qu'un simple objet pour la satisfaction de leur basse passion, et qui, au lieu de la considérer comme la véritable compagne de leur vie, «os de leurs os et chair de leur chair,» la martyrisent en se livrant aux exigences du plaisir égoïste, qui ne s'informent ni des temps ni des souffrances de leur femme pour justifier ainsi la définition de Chamfort : «L'amour n'est que l'échange de deux fantaisies et le contact de deux épidermes.» Mais c'est la femme, faible et délicate, qui ressent tout et profondément : de là ces congestions utérines persistantes, ces rechutes ou ces récidives interminables dont elle est la victime, une fois que la matrice devient le siége de l'inflammation. Mais si la femme est aussi sourde aux

injonctions de son médecin et de la raison, elle n'aura pas le droit
de se plaindre si elle ne guérit pas.

Lorsque la métrite est devenue *chronique*, et s'il n'y a pas d'autres contre-indications, on peut être moins rigoureux sur ce point
qui est toujours très-délicat pour le médecin; toutefois il ne fera
que la moitié de son devoir s'il n'explique pas à la femme le besoin
d'une certaine modération dans ses plaisirs et le danger qu'elle
court continuellement en faisant la moindre imprudence ou des
excès. Ceci me conduit au traitement de la femme pendant sa convalescence ou lorsque la phlegmasie utérine est à l'état chronique.

La *convalescence* de la métrite aiguë est en général d'une durée
très-courte, à moins qu'il y ait quelques complications ou une récidive de la maladie. Une fois guérie et la malade en pleine convalescence, on doit commencer de suite les moyens toniques et reconsti-
tuants, tels que la bière, le vin de quinquina, les diverses préparations
de fer, une bonne alimentation, des bains froids, de l'exercice, des
divertissements, etc., etc.

Aussitôt que les symptômes aigus sont passés, le confinement au
lit ou à la chambre doit être graduellement abandonné pour être
remplacé par un exercice modéré, récréatif, en plein air et en plein
soleil; j'insiste surtout sur ce dernier point; c'est souvent à la pri-
vation de ce régénérateur de la vie qu'il faut attribuer ces convala-
lescences prolongées et indéterminées qu'on rencontre dans la pratique. Si la malade est encore très-faible et qu'elle demeure à un
étage très-élevé, elle peut encore profiter de ce moyen bienfaiteur
si elle a un balcon, ou, faute de celui-ci, elle doit se mettre à la
fenêtre et y rester autant qu'elle pourra, le dos tourné au soleil,
ou, faute de celui-ci, comme pendant l'hiver, elle doit se mettre
dans cette position devant le feu. L'influence stimulante et bienfaisante de la chaleur est si bien connue que même les animaux en
profitent quand ils peuvent, et dans les pays chauds, les indigènes
rejettent toute sorte de médication pendant leur convalescence, et
dans bien des cas, même pendant le cours d'une maladie grave, se
reposant avec confiance sur l'effet bienfaisant du soleil qu'ils regar-

dent comme Dieu lui-même, et ils ne sont pas mal récompensés de leur innocente foi ; et si les Européens voulaient imiter cet exemple (je ne dis pas pour leur foi), ils ne resteraient pas, comme je les ai vus dans l'Inde de pitoyables invalides pour toute leur vie.

Quant au régime, l'alimentation doit être simple, non stimulante, mais substantielle, et proportionnée à la capacité de la fonction de la digestion et des pertes de l'économie, et quoique l'appétit de l'individu soit le meilleur indicateur de ce besoin, on ne doit pas manger autant qu'à l'état de santé ; il vaut mieux faire plusieurs légers repas qu'une grande replétion à la fois. Ceci est un point capital, car c'est souvent autant à l'inattention de cette règle qu'à l'abus habituel des plaisirs vénériens que peuvent être attribuées les récidives des plegmasies utérines. Et afin d'accélérer le rétablissement de la santé habituelle de la patiente, elle doit, si cela est possible, séjourner quelques jours à la campagne avant de reprendre ses occupations ou ses habitudes.

Si après la quatrième ou cinquième semaine (durée fixée par les auteurs), les symptômes de la métrite n'ont pas entièrement disparu, il est à craindre que la maladie passe à l'état chronique, il faut alors modifier le traitement selon d'autres indications qui se présentent dans cette affection.

Les divisions qui ont été établies pour le traitement de la métrite aiguë peuvent être aussi appliquées à toutes les phlegmasies chroniques de l'utérus. On peut encore le considérer comme traitement restaurateur et traitement prophylactique. Mais outre ces divisions, la *métrite chronique* doit comprendre le traitement de la maladie générale ou de l'affection qui domine ou qui résulte de la réaction que l'utérus malade provoque dans l'organisme.

Cette partie de la thérapeutique des phlegmasies utérines est pour nous plus importante et en même temps plus difficile que la première. Cette difficulté étant encore augmentée non-seulement par les causes inséparables de la position spéciale où se trouve la femme, mais aussi par la nature même des lésions qui se présentent ; tantôt c'est l'hypertrophie partielle ou générale du parenchyme utérin, de son tissu cellulaire et musculaire, de l'hypertrophie du col ; tantôt ce sont des hypertrophies glandulaires, des granulations et des ulcérations de ce dernier; tantôt des tumeurs péri-utérines, des adhérences utéro-pelviennes, des épanchements divers, des abcès, la leucorrhée, etc., etc., sans compter toutes les complications dont nous nous sommes entretenus à leur propre place. Avec un telle liste et la facilité avec laquelle on découvre aujourd'hui toutes ces lésions, il n'est pas étonnant qu'on attache une si grande importance, peut-être même trop exclusive à ces états morbides locaux au détriment des conditions générales de l'organisme, causes dominantes de la maladie utérine.

La première indication est de combattre les symptômes aigus qui peuvent exister à l'aide des moyens dont nous venons de parler; ceci fait, on doit commencer sans retard l'accomplissement des autres indications qui sont aussi différentes que les lésions sont variées. S'agit-il de l'hypertrophie, quel que soit le tissu ou la partie affectée, il faut d'abord tenter des révulsifs ou des moyens dits résolutifs avant d'avoir recours aux cautérisations.

Les résolutifs ordinairement employés sont des vésicatoires volants souvent répétés sur le petit bassin et les cuisses, des frictions mercurielles, iodées, et on a même conseillé l'application des vésicatoires volants sur le col utérin, pratique dangereuse, non-seulement par l'absorption de la cantharide qui se fait plus promptement par la muqueuse que par la peau, mais aussi par l'extension de l'inflammation produite par le vésicatoire à la tunique péritonéale de l'organe ou à la muqueuse utéro-vaginale, sans compter les irritations qu'il peut occasionner dans les organes voisins, malgré toutes les précautions qu'on puisse prendre. Mais de tout cela, c'est la *teinture d'iode* qui est préférable, surtout si on l'emploie sur la matrice directe.

Avec ce médicament on peut avoir l'effet d'un vésicatoire, d'un caustique ou d'un simple résolutif ou altérant substitutif, selon la force de la solution employée. Avec ce même médicament, nous n'avons pas les mêmes inconvénients qu'avec la cantharide, malgré son absorption dans le système; l'inflammation produite est moins diffuse et d'une nature plus saine, si je puis m'exprimer ainsi, de là son emploi dans l'hydrocèle, les kystes de l'ovaire, et dans les cavités closes, soit naturelles, soit accidentelles, qu'elle guérit par un effet *substitutif*, ou en d'autres termes, elle modifie la manière d'être, la vitalité de l'organe. Le succès de ce mode de traitement paraît lui devoir faire prendre un rôle important dans la thérapeutique des affections chroniques, sans exclure même celles de l'organe utérin.

A cet effet. on a proposé, et quelques praticiens ont eu le courage d'injecter des substances irritantes dans la cavité utérine, mais je ne puis attester avec quel succès ; toutefois, à croire des ouvrages d'outre Atlantique, les Américains ont trouvé dans cette médication un moyen très-efficace et sans résultats fâcheux dans la curation des phlegmasies chroniques de l'utérus.

Je ne puis parler par ma propre expérience, mais il me paraît vraisemblable qu'elle puisse être utile dans cette classe de maladies, surtout dans le catarrhe utérin ou *métrite membraneuse* ; seulement il importe de faire le choix de la solution à injecter. L'expérience a démontré qu'une solution d'iode est préférable, car son action est plus limitée, et par conséquent il y aura moins de danger d'impliquer le péritoine ou d'autres parties voisines.

La force de la solution et la quantité à injecter doivent être réglées selon le cas ; mais il ne serait jamais prudent d'employer une solution trop concentrée ; dans tous les cas la cavité utérine doit être préalablement nettoyée de sa mucosité pour que l'injection soit efficace. Mais si l'on a quelques scrupules d'employer l'iode de cette façon, on peut peindre l'intérieur du col utérin qui est souvent le siége principal et la source de *leucorrhées* invétérées et de tant d'autres affections utérines avec une forte solution ; seulement il faut effectuer la dilatation du col afin de pousser l'application aussi loin que possible dans la cavité utérine.

Dans le même but on a conseillé l'introduction du crayon de nitrate d'argent dans l'intérieur du col, mais cette pratique ne me paraît pas aussi recommandable que la précédente ; en effet on a remarqué des accidents assez graves résultant de cette médication, et entre autres le rétrécissement de ce canal. On n'a jamais eu à regretter ce résultat avec l'iode qui a en outre d'autres avantages sur le nitrate d'argent ; elle est désinfectante, propriété qui n'est pas à dédaigner dans le traitement des hypercrinies utéro-vaginales qui sont quelquefois extrêmement fétides. Cette fétidité chez certaines femmes est remarquée dans bien d'autres conditions, mais les plus communes sont : la rétention dans l'utérus ou le vagin du fluide menstruel, la retention des lochies ou de l'arrière-faix : le cancer de l'utérus ou du vagin etc., etc. Dans tous ces cas on trouve dans l'iode un agent précieux pour neutraliser ces odeurs désagréables même nauséabondes qui méritent bien la considération sérieuse des praticiens, afin de rendre la femme moins repoussante et la jeune fille mariable ; car autrement et par cette unique cause elle peut être condamnée au célibat.

Pour remplir cette indication dont nous parlons, il s'agit d'effectuer l'évacuation de ces matières offensives par le lavage, qui peut être pratiqué par le moyen d'un double cathéter, comme on emploie pour laver l'intérieur de la vessie, et l'eau qui doit servir peut être pure ou plus ou moins chargée de substances réputées *désinfectantes*, telles que l'iode, le perchlorure de fer, l'eau de goudron, l'acide phénique, ou même une faible solution de sel de cuisine ; dans tous les cas l'eau doit être tiède ou presque froide ; et avec certaines précautions ces injections peuvent être employées, même chez les jeunes filles, sans léser le cachet de leur virginité.

Le *sous-nitrate de bismuth* tant recommandé par M. le professeur Monneret (1) dans les leucorrhées non spécifiques, soit aiguës, soit chroniques, accompagnées de fétidité ou non, peut être employé aussi avec avantage dans ces cas. En décrivant l'efficacité de ce remède dans les leucorrhées, le professeur s'exprime ainsi : « Nous ne connaissons pas de remède plus sûr contre une affection aussi opiniâtre. » En effet, outre sa propriété astringente, il est probable que cette poudre agit comme certains agents tels que les corps poreux, le charbon etc, qui agissent mécaniquement comme désinfectants.

---

(1) Ouvrage cité, t. II, p. 152.

Pour revenir sur les révulsifs ou pour mieux dire, sur les modificateurs de la vitalité locale, nous avons *le cautère*, un agent puissant, et, peut-être le plus efficace dans les maladies de cette classe, c'est-à-dire celles caractérisées par la chronicité, ayant peu de vitalité et opiniâtres à tous les agents thérapeutiques. Les cautères sont divisés en deux grandes classes les cautères actuels, et les cautères potentiels; les premiers consistent en tout ce qui brûle, et les seconds en des divers caustiques. Tous les deux ont été beaucoup employés, et employés avec abus, convertissant ainsi dans bien des cas un agent curatif en un instrument destructeur.

Je ne peux m'occuper des mérites ou des défauts de ces deux classes de cautères, dans la métrite chronique; mais, si on consulte les praticiens en général, je crois que les résultats de cette pratique ne sont pas aussi encourageants qu'ils devraient l'être, malgré les noms illustres (je le dis avec déférence) qui y sont attachés. Elle paraît être graduellement remplacée par des moyens moins énergiques qui produisent les mêmes effets plus tardivement, c'est vrai, mais on peut dire aussi efficacement que les cautères et avec infiniment moins de risques.

Ces moyens consistent en une simple *hygiène thérapeutique* et l'usage persévérant local et général de *l'eau froide*. Le but de cette dernière médication dit le Dr Scanzoni (1) est de diminuer la congestion des vaisseaux de l'utérus en général, dont la persistance joue un rôle si considérable dans la production de l'inflammation chronique de l'organe, et quoique la médication locale soit d'une grande valeur dans certains cas, elle est moins indispensable que le traitement général, c'est-à-dire les moyens qui auront pour but de modifier la nutrition qui est en défaut chez ces malades. *L'électricité* est encore un autre mode de cautérisation, mais elle est comparativement encore dans son enfance, et je ne peux rien dire pour ou contre son efficacité dans ces cas.

Les *rubéfiants* et les *dérivatifs* appliqués à l'hypogastre, sur le sacrum ou aux cuisses, peuvent être avantageusement employés

---

(1) *Die Chronische metritis*, 1863.

avec les moyens ci-dessus indiqués, et les substances résolutives retrouveront leur utilité ici. Parmi ces substances, l'*iode* prend la première place, et de toutes ses préparations, je préfère la teinture concentrée, qui peut être appliquée une ou deux fois par semaine sur les régions indiquées. Dans cette médication, nous avons à la fois l'effet d'un vésicatoire résolutif, dérivatif et altérant, car il est connu que l'iode est ainsi absorbé, sa présence ayant été constatée dans les urines, et le goût iodé que les malades éprouvent quelque peu après son application.

Cette médication est encore préférable aux vésicatoires, surtout lorsque la métrite est associée avec une ovarite ou une pelvi-péritonite dans toutes ses variétés et formes. Les frictions avec la pommade d'iodure de plomb doivent être proscrites, comme étant parfaitement inertes; et on perd un temps précieux en les employant dans ces cas.

Les *cautérisations transcurrentes* ou objectives, où les *moxas* appliqués sur ces régions, peuvent aussi rendre un grand service dans ces cas, surtout lorsque la métrite est accompagnée de douleurs névralgiques d'une grande étendue. Elles agissent à la fois comme dérivatif et comme modificateur de la nutrition, et, comme ces mots l'indiquent, elles changent le siége d'une irritation ou d'un état pathologique profond en excitant fortement le système nerveux, et produisent ainsi une véritable dérivation, une maladie externe, pour remplacer pour ainsi dire la maladie interne, plus ou moins intraitable par les moyens ordinaires.

Ce mode de traitement est très-ancien et bien connu parmi les Indiens, les Chinois et les peuples d'Orient, qui l'emploient dans des cas semblables et dans toutes les affections chroniques et névrotiques. J'ai vu, lorsque j'étais dans l'Inde, des guérisons vraiment remarquables par cette médication ; j'ai vu des enfants convulsifs et des adultes rhumatisants, abandonnés comme incurables par des médecins européens, guéris par des *Hakeems* (docteurs indigènes) par ce moyen. Seulement, là comme en Europe, on a beaucoup abusé de ces agents, barbares en apparence, mais peut-être les plus effectifs dans ces cas.

Avec ces agents on peut produire tous les degrés d'une brûlure, depuis la simple rougeur de la peau jusqu'à sa carbonisation, selon la durée de leur contact avec le corps. Ils sont divisés en cautères transitoires et en cautères permanents : ce sont ces derniers dont on a tant abusé.

Nous avons vu un temps où ces cautères permanents étaient appliqués à tout âge et chez les deux sexes pour toutes sortes de maladies, surtout des affections chroniques, diathésiques ou non diathésiques, et chez plusieurs d'entre ces infortunés, condamnés, pendant un temps plus ou moins long et quelquefois même jusqu'à la fin de leur vie, à porter ces cachets, aussi disgracieux pour les malades que peu honorables pour les médecins, je les ai vus, par les suppurations ainsi entretenues, saper la constitution et changer une vie qui pouvait être tolérable en une véritable affliction. Heureusement cette pratique s'en va, et nous aurons à nous féliciter, médecins comme malades, le jour où elle sera rayée de la liste des moyens thérapeutiques.

Lorsque la membrane muqueuse du col utérin, soit interne, soit externe, est le siége d'une phlegmasie simple, rien n'égale le nitrate d'argent, comme on l'emploie pour la conjonctivite et d'autres phlegmasies semblables, son action thérapeutique étant due à sa propriété dynamique, astringente et antiphlogistique ; mais, si la phlegmasie est *ulcéreuse*, le nitrate d'argent est peu utile, surtout lorsque l'ulcération est d'une nature chronique et si les tissus du col utérin, son siége, sont hypertrophiés. Dans ce cas, on doit avoir recours aux cautères, plus puissants, afin de modifier non seulement la nature de l'ulcération, mais aussi la base sur laquelle elle siége. Le choix du cautère ou d'autre médication doit être inspiré par les caractères de ces ulcérations et des indications qui peuvent se présenter.

Les *ulcérations de l'utérus* peuvent être divisées en deux grandes classes, les ulcères phlegmasiques et les ulcères non phlegmasiques, ou ulcères chroniques, quelles que soient les causes qui les produisent ou les entretiennent ; car, dans tous ces cas, le traitement local de chaque classe est le même, tandis que le traitement général doit être modifié selon l'affection ou les causes générales qui les dominent. Cette distinction entre l'ulcère enflammé et l'ulcère non enflammé est d'autant plus nécessaire, que le traitement local est différent dans les deux cas ; c'est-à-dire que, dans le premier, il faut combattre le caractère phlegmasique par des antiphlogistiques ordinaires, et des applications émollientes avant d'avoir recours aux moyens plus énergiques, tandis que pour l'ulcère chronique ou non enflammé, on doit avoir recours aux stimulants ou même aux cautères énergiques dès le commencement. A cette dernière catégorie appartiennent les ulcères syphilitiques ou diathésiques, et lorsque les ulcères sont d'origine purement locale, ou traumatiques, comme après l'accouchement le traitement local est toujours le même.

Pour les *excoriations* simples, aphtheuses ou vésiculeuses, on a recours aux astringents de toute espèce, mais le meilleur remède dans ce cas est l'application du nitrate d'argent, soit avec le crayon ou une solution concentrée de ce sel ; la teinture d'iode doit le remplacer dans certains idioscyncrasies et dans les ulcérations diphthéritiques pseudo-membraneuses : « Dans ces derniers cas, dit le D' Tilt, le nitrate d'argent agit comme poison sur l'ulcération, » et il recommande d'y substituer la teinture d'iode ou la potasse, ou même le cautère électrique, comme évitant de provoquer la tendance de la reproduction de fausses membranes sur la surface de ces ulcérations, comme le fait le nitrate d'argent. Pour toutes les ulcérations, l'indication est de substituer au travail ulcératif un travail de réparation et de cicatrisation, et lorsque les ulcères sont mous, fongueux, saignant au moindre attouchement, comme le sont les ulcères chroniques ou diathésiques, il ne faut pas perdre de temps avec des substances astringentes et des caustiques légers, mais il faut avoir recours immédiatement aux cautérisations les plus puissantes et prescrire des remèdes propres à combattre les conditions générales qui dominent la maladie locale.

Lorsque la phlegmasie muqueuse de l'utérus affecte la forme *végétante* ou *papillaire*, le traitement local ordinairement employé consiste en cautérisations avec le nitrate d'argent ou avec le fer rouge, en astringents de toute espèce ; mais, selon M. Monneret, rien n'égale le sous-nitrate de bismuth dans ces cas. Cette poudre, associée à la cautérisation, a guéri les métrites granuleuses les plus anciennes et les plus rebelles.

Lorsqu'on a affaire à la *phlegmasie péri-utérine* ou pelvi-péritonite, on peut mettre en usage tous les antiphlogistiques que nous avons indiqués pour la métrite, et toujours avec les mêmes précautions. C'est ici qu'on trouvera l'avantage du calomel qui, combiné avec l'opium, est un remède puissant dans la curation de cette plegmasie ; des applications émollientes, surtout les cataplasmes et les lavements laudanisés ou préparés avec de l'eau de pavot, trouveront aussi leur utilité ; mais, dans ce cas comme dans la métrite parenchymateuse, la quantité de liquide pour les lavements ne doit jamais dépasser 400 grammes, lors même que ce serait un lavement purgatif ; car, en prenant une plus grande quantité, il y aura nonseulement une pression douloureuse contre l'utérus, mais aussi un danger de déplacement de l'organe, et, dans le cas de pelvi-péritonite, on peut provoquer une tension douloureuse de cette membrane ; ainsi, pour les lavements émollients ou anodins, la quantité de liquide ne doit pas dépasser 250 à 300 grammes.

Les cataplasmes doivent être larges, épais et renouvelés toutes les deux heures, et, afin d'ajouter à leur efficacité, on doit les faire précéder chaque fois par des frictions mercurielles belladonées ; mais, si le ventre est trop sensible, on doit y faire des applications de compresses sur lesquelles préalablement on aura étendu de la pommade qu'on aura choisie, et, à mesure que les symptômes aigus disparaissent, les cataplasmes peuvent être remplacés par des fomentations narcotiques, puis couvrir le ventre avec une compresse trempée dans l'eau froide, et le tout couvert d'un morceau de flanelle, de piline, de peau d'agneau ou d'autre substance rendue imperméable à l'eau. Ce traitement doit être suivi jusqu'à la disparition des symptômes aigus ; il faut alors avoir recours à des vésicatoires volants, mis successivement et en nombre variable sur le petit bassin et les cuisses, et à tous les révulsifs dont nous avons déjà parlé pour la métrite. Seulement, en ce qui concerne les cautérisa-

tions, nous devons noter qu'elles doivent être de la méthode dite
transcurrente, très-superficielles et souvent répétées. Enfin tous
les révulsifs cutanés sont parfaitement indiqués dans ces cas.

Lorsqu'il s'agit d'une *tumeur pelvienne* pendant le cours de la
maladie, il faut d'abord bien déterminer sa nature avant de se
décider à agir chirurgicalement. En ce qui concerne les hématocèles
et les abcès péri-utérins, il y a une dissidence entre les médecins
à l'égard du traitement opératif dans ces cas : les uns conseillent leur
ouverture par la main du chirurgien, les autres la confient à la
nature. Il est vrai qu'elle est souvent bien puissante, mais combien
de fois, par une cause ou une autre, ne manque-t-elle pas ! C'est ici
que le praticien doit exercer son talent et décider de suite où et
comment il faut agir. Mais, comme règle générale, je dois noter
que dans aucun cas il n'est justifiable de faire une ouverture, à
moins qu'il ne se manifeste des symptômes urgents et dans les cas
suivants : 1° il faut que la tumeur produise des inconvénients graves
par sa réaction générale et par la gêne qu'elle occasionne dans les
organes avoisinants ; 2° il faut que la fluctuation soit bien évidente ;
3° il faut que la tumeur soit située dans une position favorable,
non-seulement à l'égard de l'opération, mais en vue de faciliter
l'écoulement et les soins ultérieurs qui peuvent être nécessaires,
et enfin il faut que l'état général de la malade soit favorable et qu'il
n'y ait pas d'autres contre-indications. Lorsqu'on trouve toutes ces
conditions réunies, on ne doit pas retarder à pratiquer l'opération,
soit que la tumeur contienne du sang, soit du pus ou autre mélange
liquide. Je parle également de l'hématocèle, non-seulement en
raison de la ressemblance qui existe entre ces deux tumeurs, mais
parce que le traitement ultérieur est le même dans les deux cas.

La position la plus favorable pour le succès définitif de l'opération est l'espace rétro-utérin, ou lorsqu'on peut atteindre la tumeur
par la voie du vagin, ou par le rectum, l'ouverture par la paroi abdominale étant toujours accompagnée d'un danger extrême, et on
comprendra facilement pourquoi. C'est que dans ce dernier cas il
est impossible d'exclure l'air extérieur, qui est toujours si nuisible
là où il ne doit pas être. L'ouverture par le vagin est encore préfé-

rable à celle opérée par le rectum à cause de la disposition du péritoine dans cet endroit, où en conséquence on court moins de risques de léser cette membrane. Le choix de l'instrument et le mode d'opération dépendront des circonstances qu'on ne peut pas détailler ici.

Tel est le traitement général et local des trois formes des phlegmasies utérines; cependant il y a un phénomène dynamique, un symptôme plus constant des maladies utérines, quelle que soit leur nature, qui mérite une attention spéciale; je veux parler de la *douleur*, non-seulement celle dont l'organe est le siége principal, mais aussi de toutes les douleurs successives ou éloignées qui persistent, comme par habitude, même après la disparition de la maladie locale qui leur a donné naissance. Je sais que le système de débattre contre les symptômes n'est pas toujours le plus louable, mais le plus souvent aussi nous n'avons pas d'autre alternative. Qui de nous peut rester impassible en présence d'une victime de ces douleurs atroces que la langue ne peut décrire ni le pinceau dépeindre, qui caractérisent cependant les affections cancéreuses, sans tâcher de la soulager! Et que faisons-nous dans ce cas? Nous endormons pour ainsi dire la maladie et la malade, et, tout en faisant cela, nous sommes convaincus que nous ne faisons que soulager et non pas guérir la maladie. Du reste, c'est ce qui nous arrive journellement dans bien des cas, et notamment dans les maladies diathésiques. Toutefois, c'est déjà un pas gigantesque vers une terminaison heureuse; car, calmer les douleurs du corps, c'est en même temps du soulagement à l'esprit, puisqu'ils agissent et réagissent l'un sur l'autre. Soulager la douleur est donc un acte parfaitement légitime de l'art de guérir, et quoiqu'il ne guérisse pas, il donne le temps de porter les remèdes propres à chaque maladie. Comme chez la femme, les douleurs pelviennes et d'autres parties du corps proviennent presque toujours des maladies utérines qui rendent sa vie si pénible, nous sommes autorisés à les traiter comme bon nous semble, et pour les combattre, nous avons dans l'*opium* et toutes ses préparations une maîtresse ancre, pour ainsi dire, et nous devons en profiter dans ce cas, et ainsi mettre à l'abri, comme le capitaine de vais-

seau, la frêle barque jusqu'à ce que l'ouragan soit passé. Mais, tout
en agissant ainsi, on ne doit pas perdre de vue le traitement de la
maladie primitive, la cause déterminante de ces douleurs; autrement
on sera exposé au reproche de charlatanisme.

Nous avons à notre disposition plusieurs substances et plus d'un
moyen pour l'accomplissement de cette indication dont nous parlons; mais, placé devant une pauvre femme dans l'agonie des douleurs, l'indication est évidemment de la soulager aussitôt que possible. Or la médecine expérimentale nous a démontré que le meil-
lenr moyen, c'est-à-dire le plus sûr et le plus expéditif, sinon le plus
effectif, est de les administrer par le rectum, puis nous avons les
méthodes endermique et hypodermique, tandis que par l'estomac
on perd du temps et on court le risque de ne pas produire l'effet
désiré, sans compter le préjudice à la santé générale par les doses
presque toxiques que les malades sont quelquefois obligées d'in-
gérer.

Par le même raisonnement, il est juste et de notre devoir de traiter les *complications*, ou pour mieux dire les épiphénomènes de la
métrite comme s'ils étaient des maladies distinctes. Nous n'avons
qu'à rappeler toutes les complications possibles de la phlegmasie
utérine, et, en même temps qu'on traite la maladie primitive essentielle, on doit porter des remèdes propres à chaquo désordre secondaire deutéropathique, tout en ayant l'attention dirigée vers l'utérus, la source ou foyer central de ces diverses affection .Cec
constitue la deuxième indication du traitement des *phlegmasiesi
chroniques de l'utérus;* mais, outre les complications locales, nous
avons à combattre la maladie générale qui résulte de la réaction
que l'utérus enflammé provoque dans l'organisme. On peut dire
que, dans bien des cas, celle-ci constitue encore la partie la plus essentielle ; car, pour peu qu'on ait observé quelques femmes atteintes de ces affections, on raconnaît sans peine qu'elles sont en général réduites à une débilité extrême, au délabrement de la constitution
et à un état névropathique et chloro-anémique le mieux accusé, et
lorsqu'on examine l'histoire de la *métrite chronique* , il devient de
plus en plus évident que le besoin d'améliorer l'état général et la

nutrition des malades est d'une importance capitale dans ces cas. Lors
donc que l'on a affaire à une malade atteinte d'une phlegmasie chronique de l'utérus, en même temps que l'on s'occupe de la maladie
locale, on doit traiter l'état général, qui peut être résumé en deux
états morbides essentiels, la *chloro-anémie*, la *névropatnie*. Pour
remplir cette indication, nos ressources se trouvent principalement
dans le régime et les moyens hygiéniques usités en pareil cas,
quelle que soit leur origine. Ces moyens sont : l'exercice au grand
air, les bains frais ou froids de toutes espèces, thermaux, minéraux,
surtout les bains sulfureux, les bains de mer, et l'hydrothérapie
pratiquée avec tant de succès dans ces derniers temps, et qui, associée avec la gymnastique ou l'hygiène thérapeutique, paraît devoir
prendre le premier rang dans le traitement des affections chroniques en général. Du reste, en fait d'agents pharmaceutiques, la
liste est très-restreinte et peut être résumée en des corroborants
tels que les ferrugineux, le quinquina, etc. Par tous ces moyens
que nous venons de nommer, on arrive, tout en modifiant la nutrition générale, qui est la plus essentielle, à modifier du même coup
la nutrition locale de l'organe utérin.

Enfin, il nous reste encore une autre indication à remplir, c'est
que, si la phlegmasie utérine s'est développée chez une femme déjà
atteinte d'une diathèse, on doit employer des remèdes propres à la
diathèse ; sans cela, tous les efforts resteront ineffectifs contre la
maladie utérine.

Le traitement de la métrite et des autres phlegmasies utérines dans
l'*état puerpéral* est essentiellement celui que nous venons d'exposer ;
seulement il faut tenir compte des conditions spéciales dans lesquelles se trouve la femme pendant la longue durée de cet état,
c'est-à-dire dès l'imprégnation jusqu'à ce qu'elle cesse d'allaiter,
état qui exige une certaine modification dans le traitement. Ce qu'il
importe surtout de se souvenir, c'est que, sous l'influence de la modification de la composition du sang manifestée par la diminution
des globules, l'augmentation de la sérosité et l'accroissement relatif
de la fibrine, il se trouve tous les signes les mieux caractérisés d'un
état de chloro-anémie accompagné de toutes les névroses variées,

du mouvement, du sentiment et de l'intelligence. En un mot, la chlorose domine toutes les phases de l'état puerpéral dont elle est le caractère commun; on comprend alors aisément que le traitement doit être notablement modifié, et qu'on doit, autant que possible, ménager le fluide nourricier de l'organisme, le sang, cette « chair coulante, » au lieu de le prodiguer comme on le faisait encore il y a peu de temps, en prenant pour des accidents de nature pléthorique les phénomènes de la chlorose, ou, en d'autres termes, la force dissimulée pour la vraie force. Cependant, lors de la deuxième période de la grossesse, c'est-à-dire pendant le travail de l'accouchement et les suites des couches, il y a une prédominance de la fibrine, relativement aux globules, qui provoque dans l'organisme une disposition toute particulière aux phlegmasies dont le caractère essentiel, *sine qua non*, consiste dans l'extravasation de cet élément. De plus, l'augmentation de la fibrine persiste un certain temps après l'accouchement, néanmoins l'état de chlorose prédomine, et, suivant les analyses chimiques, la femme se trouve dans une sorte de transition entre l'état de santé normal et la chlorose très-prononcée; de là, tous les symptômes parfois si bizarres qu'éprouvent les femmes puerpérales.

D'après ces considérations, l'indication semblera devoir être, au premier abord, de diminuer l'élément dont l'extravasation caractérise le travail phlegmasique; mais lorsque l'on considère la destination providentielle, bienfaisante, de ce même élément pendant l'état puerpéral, l'indication est pleinement, non pas de diminuer l'agent réparateur de l'organisme, ce qui sera inévitable en tirant la masse du sang, mais, comme j'ai noté peu avant, de le ménager au contraire autant que possible; et, afin de débarrasser l'économie du produit ainsi extravasé qui sera devenu à son tour un élément morbide, on doit effectuer son élimination ou sa résorption par les moyens ordinairement employés en pareille occurrence.

Ici, comme dans les métrites non puerpérales, on doit tenir grand compte des complications et les combattre par les moyens appropriés. Il va sans dire que les injections vaginales, lorsqu'on le juge à propos, doivent être employées avec beaucoup de précautions;

quant aux injections intra-utérines, on ne doit jamais les employer, excepté dans les cas indiqués plus haut : la rétention dans l'utérus de l'œuf mort ou des lochies, ou de l'arrière-faix dans l'état de putridité qui peut mettre en danger la vie de la femme. Quant à des considérations obstétricales, je ne peux les aborder ici.

Le traitement *prophylactique* des phlegmasies utérines consiste, comme le mot l'indique, à prendre certaines précautions propres à prévenir la maladie, ou à éviter toutes les causes qui peuvent la déterminer. Dans les phlegmasies purement traumatiques, nous n'avons pas de récidives à craindre, à moins qu'elles se développent chez une femme en proie à quelque diathèse ; dans les phlegmasies idiopathiques, au contraire, on doit toujours être préparé à l'y rencontrer, surtout chez les sujets scrofuleux, car cette diathèse, plus que toute autre, se laisse facilement saisir par l'inflammation.

Les précautions nécessaires à prendre comprennent, en première ligne, des moyens pour effectuer le rétablissement des menstrues à l'état normal, pour diminuer autant que possible la tendance congestionnelle vers l'utérus à chaque époque, et pour accélérer le retrait de l'organe après la durée habituelle du flux mensuel, et on ne doit pas manquer d'intervenir en cas de besoin, lors même que l'écoulement persiste après la durée normale de cette affection. Si cette précaution est nécessaire pour la menstruation, on comprendra sans peine qu'elle soit doublement utile après l'accouchement. Pour remplir cette indication, les applications froides, surtout en forme de lavements et d'injections intra-vaginales, constituent les moyens les plus importants, surtout dans les pays chauds, où, par l'influence débilitante du climat, les femmes sont toutes plus ou moins sujettes à des écoulements leucorrhéiques qui les débilitent encore.

Mais, pour les femmes en couches, rien n'égale l'*allaitement*, c'est la prophylaxie par excellence non-seulement contre les affections utérines, mais aussi contre toutes les maladies puerpérales, même la fièvre de ce nom ; car la présence du lait dans le sang a été notée comme une des causes déterminantes de cette terrible affection, et celles qui négligent ce devoir imposé par la nature, par Dieu, par l'instinct même, doivent être préparées à en subir les conséquences.

Toute femme qui allaite est exposée par cela même à des désordres de circulation qui se manifestent par des congestions, des hyperémies qui peuvent aller jusqu'à la phlegmasie, et par tous les phénomènes qui caractérisent une altération profonde de la composition du sang. Cette disposition de l'utérus à l'hyperémie peut même se prolonger plus ou moins longtemps encore après la cessation de l'allaitement, malgré l'absence de toute grossesse nouvelle; or, on comprendra sans peine que si la femme n'allaite pas, cette disposition hyperémique de l'utérus sera augmentée, la menstruation avec son molimen hyperémique et hémorrhagique mensuel se rétablit, ou la femme redevient enceinte plutôt qu'elle ne doit, et comme conséquence de cet appel prématuré, l'organe s'en ressent, et il se forme des accidents que nous venons de nommer plus haut : des congestions, des hémorrhagies et des phlegmasies aiguës ou chroniques de l'organe, sans compter l'infinie variété des désordres auxquels les femmes deviennent sujettes dans ces circonstances.

La lactation, loin d'être nuisible à la santé de la femme, comme le pensent quelques personnes ignorantes, peut être considérée comme une véritable soupape de sûreté, et les cas où les femmes ne doivent pas allaiter leurs enfants sont excessivement rares, et celles qui, sans motif justifiable, volontairement, privent les petits êtres qui sortent de leur sein de leur propre nourriture, sont encore autrement châtiées; elles ne méritent pas d'être mères!

Les autres moyens prophylactiques sont : un bon régime, les bains froids, l'exercice au grand air, l'hydrothérapie jointe à la gymnastique, etc., etc.; en un mot, tout ce qui aura pour effet de maintenir la balance entre l'acte d'assimilation et de désassimilation qui se fait sans cesse dans les corps vivants. Nous n'avons pas besoin d'entrer ici dans tous ces détails, car ils sont suffisamment développés dans tous les livres sur l'hygiène; seulement je désire dire quelques mots sur l'*exercice* et le *régime*.

La nature de l'exercice doit être ordonnée selon la force, les ca-
pacités et les instincts de l'individu; mais de toutes les formes, celle
de la promenade à pied est la meilleure, parce qu'elle est la plus
naturelle et à la portée de tout le monde. Lorsqu'une femme est la
victime d'une phlegmasie chronique de l'utérus, elle doit éviter de
monter à cheval ou d'aller en voiture, surtout à l'époque des règles,
car les secousses ainsi éprouvées sont suffisantes pour déterminer
une récidive. *La danse*, c'est-à-dire la polka, la valse et les autres
danses de ce genre, sont aussi contraires à la femme en proie à ces
affections, surtout lorsqu'elle est sujette au déplacement utérin,
tandis que le quadrille qu'on danse dans les salons est un exercice
très-salutaire.

La *natation* est aussi un exercice qui mérite d'être plus répandu,
surtout parmi les Européens qui habitent les pays chauds, car par
cette méthode on a le double avantage des effets toniques de l'eau
fraîche, et de l'exercice égal de tous les muscles du corps. Dans
l'Inde, il y a des bains de natation organisés pour les hommes:
pourquoi n'y en a-t-il pas pour les femmes? Je ne parle ici que des
habitants européens dans ces contrées; car les indigènes, femmes
comme hommes, savent bien profiter de ce moyen hygiénique, si
indispensable pour la conservation de la santé dans les climats
chauds.

Le jeu de billard, qui est exclusivement pratiqué par les hommes,
conviendrait aussi bien aux femmes, ainsi que la bagatelle et tous
les jeux de ce genre. Les jeux de volant, de paume, le piano à pé-
dale, les travaux actifs du ménage et même du jardinage, trouveront ici leur utilité incontestable. Il est aussi indéniable qu'une
bonne éducation et un système d'*entraînement* bien dirigé sont,
avec une bonne nourriture, les meilleurs moyens d'améliorer une
mauvaise constitution et de conserver une bonne santé, et ainsi de
prévenir toutes sortes de maladies. Il faut éviter surtout l'oisiveté et
la station sans mouvement, car l'expérience a démontré que, tandis
que le travail de l'esprit comme celui du corps engendre la vertu,
la paresse engendre le vice, la misère et la maladie. Enfin la *gym-*

nastique et tout ce qui exige le mouvement du corps et qui peut être pratiqué sans préjudice pour l'organe malade est parfaitement indiqué.

Quant au régime alimentaire, nous en avons déjà parlé ; je veux faire seulement remarquer que les Européens qui habitent les contrées intertropicales, devraient adopter plus généralement les aliments du pays, car on peut être sûr que les indigènes savent mieux que personne ce qui est nuisible et ce qui est salutaire, l'instinct les dirige.

> «And reason raise o'er instinct as you can,
> «In this, 'tis God directs, in that, 'tis man.
>
> « POPE » (1).

En un mot, ils doivent manger plus de légumes que de viande, et boire plus d'eau et moins de bière. Mais comme toutes ces considérations si intéressantes demanderaient un trop grand développement, et qu'une thèse d'étudiant a certaines limites, je me vois forcé de m'arrêter ici.

Si les idées de mes maîtres ont été mal interprétées, et ces quelques mots et réflexions mal exprimés, je suis persuadé que la généreuse considération du jury tiendra compte des nombreuses et parfois insurmontables difficultés que j'ai eu à vaincre, étant obligé d'écrire ma thèse dans une langue qui n'est pas la mienne. Toutefois, si malgré toutes ses imperfections on veut bien l'accueillir avec bienveillance, ce sera pour moi plus qu'un encouragement pour redoubler de zèle et d'ardeur dans la cause de l'humanité, et pour chercher à me rendre utile, quelle que soit la sphère qu'il plaise à la Providence de m'assigner.

---

(1) «Autant que vous pourrez, élevez la raison au-dessus de l'instinct. En celui-ci c'est *Dieu* qui dirige, en celle-là c'est *l'homme*.»

TABLE DES MATIÈRES

www.ingramcontent.com/pod-product-compliance
Ingram Content Group UK Ltd.
Pitfield, Milton Keynes, MK11 3LW, UK
UKHW021635170726
13836UKWH00005B/2202